前庭行为心理疾病评估干预手册

吴子明　孙新宇　编著

科学出版社

北京

内 容 简 介

本手册在结构性前庭疾病的基础上构建非结构性前庭疾病——前庭行为心理疾病的框架；以简明的形式分别介绍了常见前庭疾病的临床症状特征、疾病分类、前庭功能临床评估与干预，常见精神疾病的临床表现、临床评估、临床干预，前庭行为心理疾病相关的诊断、评估手段及临床干预策略。

本手册内容简明、实用，可操作性强，可供耳鼻咽喉科、神经科及精神心理科医生参考。

图书在版编目（CIP）数据

前庭行为心理疾病评估干预手册 / 吴子明，孙新宇编著. -- 北京：科学出版社，2024.9. -- ISBN 978-7-03-079467-3

Ⅰ. R741-62

中国国家版本馆 CIP 数据核字第 2024SZ8555 号

责任编辑：沈红芬　路　倩　刘天然 / 责任校对：张小霞
责任印制：肖　兴 / 封面设计：黄华斌

科 学 出 版 社 出版
北京东黄城根北街 16 号
邮政编码：100717
http://www.sciencep.com
三河市春园印刷有限公司印刷
科学出版社发行　各地新华书店经销

*

2024 年 9 月第 一 版　开本：880×1230　1/32
2024 年 9 月第一次印刷　印张：7 5/8
字数：220 000
定价：**68.00 元**
（如有印装质量问题，我社负责调换）

前　　言

　　前庭疾病可分为结构性前庭疾病和非结构性前庭疾病两大类。后者属于前庭行为心理疾病的范畴。伴随临床前庭医学的快速发展，前庭行为心理疾病越来越受关注。前庭行为心理疾病的高发生率、低识别率，以及对患者工作、生活严重的负面影响决定了其临床重要性不亚于传统意义上的结构性前庭疾病。纵观非结构性前庭疾病认知的历史，从单一的心因性眩晕开始到功能性眩晕中持续姿势知觉性眩晕成为独立的诊断条目被纳入国际疾病诊断标准，并对其机制进行探讨，正是当今前庭医学整体疾病观的具体体现。我们两位作者分别来自神经耳科领域和精神心理领域，多年的临床实践促使我们合作完成《前庭行为心理疾病评估干预手册》，并与同道一起为临床前庭医学学术建设和临床实践尽绵薄之力。

　　本手册在结构性前庭疾病的基础上构建非结构性前庭疾病——前庭行为心理疾病的框架；以简明的形式分别介绍了常见前庭疾病的临床症状特征、疾病分类、前庭功能临床评估与干预，常见精神疾病的临床表现、临床评估、临床干预，前庭行为心理疾病相关的诊断、评估手段及临床干预策略。这些内容可为前庭行为心理疾病临床诊疗提供实操建议和参考。

　　本手册是前庭行为心理学领域临床学术的一次尝试，因学科正在不断发展中，尤其是对功能性眩晕的认识尚在探索和研究阶段，在一定程度上限制了我们对前庭行为心理疾病的认识。鉴于此，我们将与时俱进，并愿意倾听同道的批评意见，以便再版时修订完善。

　　最后感谢编写秘书杜一、高慧敏在手册编写过程中所做的协助工作。

吴子明　孙新宇

2024 年 5 月于北京

目　录

第一章　前庭行为心理疾病概述 ……………………………… 1

第一节　前庭行为心理疾病基础 ……………………………… 1

第二节　前庭行为心理疾病认识框架 ………………………… 16

第三节　用生物-心理-社会医学模式解读前庭行为心理疾病…… 22

第四节　前庭行为心理疾病治疗 ……………………………… 25

第二章　前庭疾病及其行为心理障碍 ………………………… 29

第一节　结构性前庭疾病 ……………………………………… 30

第二节　其他前庭综合征 ……………………………………… 47

第三节　继发于前庭疾病的行为心理障碍 …………………… 52

第三章　精神障碍及其前庭综合征 …………………………… 62

第一节　精神障碍 ……………………………………………… 62

第二节　精神障碍的前庭综合征 ……………………………… 86

第四章　功能性前庭疾病 ……………………………………… 94

第一节　恐惧性姿势性眩晕 …………………………………… 94

第二节　视觉诱发的眩晕/头晕 ……………………………… 99

第三节　慢性主观性头晕 ……………………………………… 102

第四节　恐惧性姿势性眩晕与慢性主观性眩晕整合的尝试…… 106

第五节　持续性姿势知觉性头晕 ……………………………… 108

第六节　登陆综合征 ……………………………………… 115

第五章　前庭行为心理疾病评估 ……………………… 121

第一节　前庭功能评估 …………………………………… 121

第二节　精神心理评估 …………………………………… 158

第六章　前庭行为心理疾病干预 ……………………… 198

第一节　医患沟通与健康教育 …………………………… 198

第二节　前庭行为心理疾病的精神药物选择及使用 …… 202

第三节　前庭行为心理疾病的心理干预 ………………… 221

第四节　前庭行为心理疾病的前庭康复治疗 …………… 229

第一章　前庭行为心理疾病概述

第一节　前庭行为心理疾病基础

前庭疾病可以分为结构性和非结构性两大类。结构性前庭疾病即传统的器质性前庭疾病，非结构性前庭疾病则包含了经典的心因性（精神性）前庭疾病和新近提出的功能性前庭疾病。为了便于读者深入理解非结构性前庭疾病，下文首先概述结构性前庭疾病，然后介绍非结构性前庭疾病。

一、国际前庭症状的定义与分类

（一）眩晕

眩晕是指没有自身运动时出现的自身运动感觉，或者见于正常头动时出现的自身运动感觉。这种自身运动感是内部性前庭感觉，有别于所谓的外部性视运动感觉，故称为内部性眩晕（internal vertigo）。眩晕一般就是指内部性眩晕，包括旋转性眩晕及晃动、倾斜感、上下移动、跳跃和滑动感等非旋转性眩晕。站立或行走时才能感觉到的摇摆感称为不稳感，归入姿势性症状。如果内部性眩晕感伴随外部视觉运动的错觉（归入前庭-视觉症状），这种情况既有内部性眩晕，又有外部性眩晕。自发性眩晕主要见于前庭系统疾病如前庭神经炎、梅尼埃病、前庭性偏头痛等；诱发性眩晕可见于外耳道温度刺激、良性阵发性位置性眩晕（BPPV）等。诱发性眩晕依据诱发机制不同，临床表现存在明显差异。

1. 自发性眩晕　指眩晕的出现没有明显的诱发因素。头动时可以加重自发性眩晕的症状，此时症状描述除了自发性眩晕外，还要增加头部运动眩晕这一症状描述。

2. 诱发性眩晕　眩晕症状的出现有明显的诱发因素。"明显"诱发要求诱发刺激和眩晕之间有适当的时间关系，诱发因素和眩晕发作之间有明确的关系。

（1）位置性眩晕：是诱发性眩晕，诱发因素为头部空间位置相对于重力垂线改变。

（2）头部运动性眩晕：仅在头部运动期间发生的眩晕。这种眩晕或者由头部运动开始（从没有眩晕的基线状态开始），或者头部运动加重了原本的自发性眩晕。

（3）视觉诱发的眩晕：由复杂视觉背景刺激出现的眩晕。视觉刺激包括与身体运动有关的视觉环境相对运动。

（4）声音诱发的眩晕：由听觉刺激引发的眩晕。声音诱发的眩晕不用于描述由瓦尔萨尔瓦动作引起的眩晕、鼓膜的压力变化（如用鼓气耳镜检查）或振动，这应被分类为瓦尔萨尔瓦动作引起的眩晕或其他诱发性眩晕，不建议使用"图利奥现象"（Tullio phenomenon）这一名词。

（5）瓦尔萨尔瓦动作引起的眩晕：打喷嚏、用力、举起重物、捏鼻鼓气等诱发的眩晕。

（6）直立性眩晕：由起身这一动作（即身体姿势从躺到坐或从坐到站的变化）引发的眩晕。

（7）其他诱发性眩晕：指由上述刺激以外的任何其他刺激诱发的眩晕。其诱发因素如运动/用力（包括上肢运动）、过度换气、引起恐惧的环境等。

（二）头晕

头晕是指空间定向异常感觉，而无错误或扭曲的运动感觉。这里定义的头晕不包括眩晕感。术语眩晕和头晕是明显不同的。在对症状的描述中患者多种症状可能并存或相继出现，如眩晕和头晕。眩晕的存在并不排除头晕的存在。头晕这一名词不用于在没有空间定向异常感觉时的其他症状，如晕厥（晕厥前）的感觉、思维混乱（精神错乱）、脱离现实感（去人格化）等。类似地，头晕也不用于全身性或局部运动无力，或对不适、疲劳、健康不佳等的描述。

头晕的分类也完全沿用眩晕的自发性和诱发性的分类方法。头晕的症状分类与眩晕完全相同，定义也类似。

1. 自发性头晕

2. 诱发性头晕 包括：①位置性头晕；②头部运动性头晕；③视觉诱发的头晕；④声音诱发的头晕；⑤瓦尔萨尔瓦动作引起的头晕；⑥直

立性头晕；⑦其他诱发性头晕。

（三）前庭-视觉症状

前庭-视觉症状是前庭系统病变或视觉与前庭系统相互作用所引起的视觉症状，包括不真实的运动感、物体倾斜及因前庭功能（非视觉）丧失而导致的视觉变形（模糊）。前庭-视觉症状包括外部性眩晕、视觉延迟、视觉倾斜、振动幻视和运动引发的视物模糊。

1. 外部性眩晕 指视觉环境的旋转性或流动性的虚假感觉。外部性眩晕的症状包括在任意的空间平面中，视觉的连续或忽动忽停的虚假感觉。

2. 视觉延迟 是一种周围的景物落后于头部运动的错觉，或者是头动后，周围景物出现短暂的移动。该症状持续时间一般不超过 1～2s，可伴有与头动有关的眩晕或头晕。

3. 视觉倾斜 是一种周围的景物偏离垂线的错觉，持续时间为数秒钟到数分钟，与无症状的主观垂直视觉（SVV）不同。

4. 振动幻视 是一种将静止物体感知为运动的异常感知，是指固定的物体出现的前后或者上下运动的视幻觉，最常见于双侧前庭病。双侧前庭功能低下的患者振动幻视发生概率很高，也可见于单侧前庭病的未代偿阶段。

5. 运动引发的视物模糊 指头部运动期间或之后的视敏度下降。

（四）姿势性症状

平衡有关的症状统称为姿势性症状，并分为 4 种类型。

1. 不稳 指在坐、立或行走时的不稳感，无特定的方向性。

2. 方向性倾倒 指在坐、立或行走时感觉不稳、向特定的方向转向或跌倒感。

3. 平衡相关的近乎跌倒 指强烈的不稳、方向性倾倒或其他与前庭症状（如眩晕）有关的将要跌倒（但未完全跌倒）。

4. 平衡相关的跌倒 指明显的不稳、方向性倾倒或与其他前庭症状有关的完全跌倒。耳石危象或 Tumarkin 危象属于这一范畴。

二、结构性前庭疾病的病史采集要点

病史是眩晕症诊断的基础。在病史采集过程中，诊断在抽丝剥茧中逐渐显现。完整的眩晕病史是眩晕症诊断的关键环节。评估眩晕患者时，超过 60% 的患者通过完整、全面的病史可以得出正确诊断。眩晕病史采集需要关注下述几个关键问题。

关键问题 1：根据感觉症状特点，确定症状来源是前庭系统疾病还是非前庭系统疾病。前庭症状的判断依据前庭症状的国际分类（详见本章有关内容）。

关键问题 2：眩晕发作的时间进程可以为临床诊断提供重要线索（表 1-1-1）。眩晕症临床分类的主要依据之一就是眩晕的持续时间，尽管患者可能无法准确回忆眩晕的确切时间及过程。此外，眩晕发作后可能会出现长时间的不平衡或不稳。

表 1-1-1　根据眩晕发作持续时间进行鉴别诊断

持续时间短（数秒钟）	持续时间中等（数分钟至数小时）	持续时间长（>24h）
BPPV	梅尼埃病	前庭神经炎（单侧前庭病）
外淋巴漏	前庭性偏头痛	迷路炎
SSCD	惊恐发作	卒中
TIA	TIA	多发性硬化
前庭阵发症	耳梅毒	免疫性内耳病

注：BPPV，良性阵发性位置性眩晕；SSCD，前半规管裂；TIA，短暂性脑缺血发作。

关键问题 3：加重因素。眩晕发作常与激发因素密切相关（表 1-1-2）。

表 1-1-2　眩晕的激发因素

激发因素	可能的病因
改变头位	BPPV
快速起身	直立性低血压
应激	惊恐发作、梅尼埃病、前庭性偏头痛
头痛	前庭性偏头痛
中耳压力改变	外淋巴漏、前半规管裂
大的噪声	前半规管裂

注：BPPV，良性阵发性位置性眩晕。

关键问题4：其他疾病。一些疾病与眩晕发作有密切关系（表1-1-3），有助于眩晕的鉴别诊断。

表1-1-3　基于既往史的眩晕鉴别诊断

既往疾病史	可能的眩晕诊断
心血管疾病	TIA
外周血管病变、高脂血症	卒中
精神性疾病：惊恐、焦虑、抑郁	非前庭性眩晕
运动病	前庭性偏头痛
听力下降	耳源性眩晕

注：TIA，短暂性脑缺血发作。

关键问题5：正在服用的药物，特别是近期症状改变之前服用的药物或药物剂量变化。抗高血压药物可引起头晕、近乎晕厥和晕厥；影响中枢神经系统的药物会导致头晕或失衡。导致头晕的常见药物包括治疗抑郁症和疼痛的药物。老年患者和接受多种抗高血压药物治疗的患者，联用镇静剂、抗组胺药和肌肉松弛剂，可能增加头晕发作频率。多种药物会损害内耳，导致眩晕或失衡，包括抗生素及化疗药物，可能为既往服用过，需要了解疾病治疗史。可以引起头晕的药物见表1-1-4。此外，饮酒也可以引起头晕。

表1-1-4　可以引起头晕的药物

药物类别	药物名称
抗焦虑药	地西泮、阿普唑仑
抗组胺药	苯海拉明
利尿剂	呋塞米、氢氯噻嗪、螺内酯、氨苯蝶啶
抗高血压药	
钙通道阻滞剂	地尔硫草、维拉帕米、硝苯地平
β受体阻滞剂	美托洛尔、托普洛尔、阿替洛尔
其他抗高血压药	可乐定
抗癫痫药	苯妥英钠、卡马西平
抗抑郁药	氟西汀、舍曲林、阿米替林

药物类别	药物名称
化疗药物	顺铂、卡铂、氮芥
抗生素	庆大霉素、链霉素、万古霉素、阿米卡星
抗炎药	非甾体抗炎药，如阿司匹林

三、结构性前庭疾病的分类、定义及诊断流程

（一）结构性前庭疾病的分类与定义

目前前庭疾病的三大综合征——发作性前庭综合征、急性前庭综合征和慢性前庭综合征包括了大部分前庭表现，世界卫生组织对前庭综合征给出了明确的定义,用于指导前庭疾病的临床分类[国际疾病分类第十一次修订本（ICD-11）]，见表 1-1-5。三大综合征的前庭疾病分类方法有利于建立临床诊疗路径。

表 1-1-5　前庭综合征的定义

综合征	ICD-11 的定义	疾病举例
发作性前庭综合征（EVS）	持续数秒钟至数小时、偶尔数天的短暂性眩晕、头晕或不稳感的临床综合征。短暂的前庭系统功能障碍（如恶心、眼震、突发跌倒）。可有提示耳蜗或中枢神经系统功能障碍的症状或体征。EVS 通常由反复发作的触发性或自发性的发作性疾病引起	前庭性偏头痛、良性阵发性位置性眩晕、梅尼埃病、前庭阵发症、前庭结构的短暂性脑缺血发作、心血管疾病（直立性低血压、血管迷走性晕厥、心肌梗死、心律失常）、癫痫、惊恐发作、广场恐惧症、运动病、药物副作用
急性前庭综合征（AVS）	急性发作，持续数天至数周的眩晕、头晕或不稳感的临床综合征。出现新发的、进行性前庭系统功能障碍的特征（如呕吐、眼震、严重姿势不稳）。也见耳蜗或中枢神经系统功能障碍的症状或体征。AVS 通常为单相发作，由一次性疾病引起，但病情也可复发、缓解或渐进	前庭神经炎、迷路炎、影响外周或中枢前庭结构的卒中、创伤性前庭病、伴前庭受累的脱髓鞘疾病、药物中毒（抗惊厥药、锂）、抗抑郁药停药综合征、一氧化碳中毒、硫胺素缺乏症（韦尼克综合征）等

续表

综合征	ICD-11 的定义	疾病举例
慢性前庭综合征（CVS）	持续数月至数年的慢性眩晕、头晕或站立不稳的临床综合征，可见持续性前庭系统功能障碍的特征（如振动幻视、眼震、步态不稳）。也可见耳蜗或中枢神经系统功能障碍的症状或体征。CVS 可为进行性加重、急性前庭事件后稳定、不完全的恢复，或阵发性前庭发作之间持续、迁延的症状	长期存在的双侧和单侧外周病变、卒中后遗症、小脑变性、颅后窝肿瘤、表现为明显的前庭症状的慢性心理或行为疾病（如持续性姿势知觉性头晕）

（二）结构性前庭疾病的诊断流程

1. 急性前庭综合征（AVS）诊断流程 见图 1-1-1。

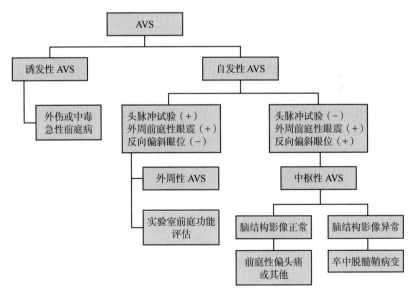

图 1-1-1 急性前庭综合征（AVS）诊断流程

2. 发作性前庭综合征（EVS）诊断流程 见图 1-1-2。

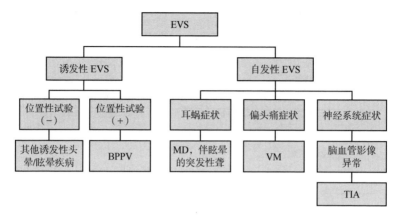

图 1-1-2 发作性前庭综合征（EVS）诊断流程

BPPV，良性阵发性位置性眩晕；MD，梅尼埃病；VM，前庭性偏头痛；TIA. 短暂性脑缺血发作

3. 慢性前庭综合征（CVS）诊断流程 见图 1-1-3。

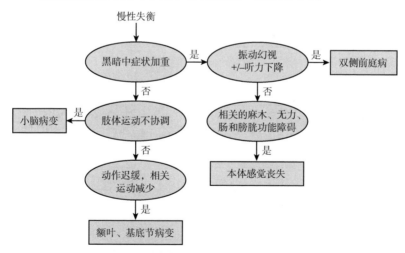

图 1-1-3 慢性前庭综合征（CVS）诊断流程

四、功能性神经疾病

眩晕和共济失调最常见的行为病因是功能性神经疾病，尤其是功能

性步态障碍。这些疾病在神经科比耳科更常见，神经科的患病率约为 12%，耳科则为 0.6%。这些疾病的患者可能主诉眩晕、步态异常或无法行走，很少主诉旋转感（如环境的持续旋转）。《精神障碍诊断与统计手册》（第四版修订版，DSM-IV-TR）把这些疾病归为转换障碍，而《精神障碍诊断与统计手册》（第五版，DSM-5，2013）开始使用"功能性"一词。在对存在功能性神经或前庭问题的患者诊疗中，应了解二分法思维的缺陷。功能障碍与躯体疾病可共存，由躯体疾病引发功能性疾病也很常见。

（一）功能性神经疾病的定义

功能性神经疾病（functional neurological disorder，FND）是神经系统功能障碍（为随意运动或感觉系统的障碍）性疾病，没有可明确识别的病理生理疾病。FND 可造成相当大的身体残疾和痛苦。目前，许多临床医生在评估和管理这些疾病方面几乎没有接受过正规的临床教育，并且通常难以为患者提供有效的治疗方案。FND 是一种常见病，处于神经疾病和精神疾病的"交界"。及时提供明确的诊断对改善患者症状、预后和生活质量将产生积极的影响。通过个体化、多学科的治疗，FND 患者的症状可以得到改善。

（二）功能性神经疾病的流行病学

FND 是残障和病痛的常见原因，尤其是在神经病学实践中。功能障碍是仅次于头痛的第二大神经科就诊原因。新发的 FND 占神经科门诊 5%～10%。据保守估计，发病率为每年 12/10 万。据此，估计中国每年约有 17 万例 FND 新诊断病例。FND 对女性的影响更大，男女之比约为 1∶3，随着发病年龄增长，男性受影响的比例也逐渐增加。FND 可以发生在所有年龄段，但 10 岁之前很少发生。FND 常见与心理疾病共病，也经常与神经科疾病共病。FND 的症状大多持续多年。

（三）功能性神经疾病的病因、发病机制

几个世纪以来，已经提出包括功能性癫痫在内的多种病因来解释 FND。采用的模型有超自然身体影响模型、生殖功能异常结果模型、创伤后异常情绪的躯体表现模型，以及注意力和预测偏差的认知扭曲模型等。19 世纪以来的现代临床医学对 FND 的理论认识与上述机制仍有相同之处，出现了基于不同机制的治疗方法。鉴于 FND 的异质性和患者的治疗反应不同，透彻理解 FND 的各种理论有助于针对不同患者制订个性化的治疗方案。

过去的 15～20 年，FND 再次受到关注并催生了很多新观点。这些观点的共同之处是认为大脑均参与 FND。在以往的二元论诊断中，神经和心理机制是竞争关系，而 FND 新共识认为大脑（结构）、个人（心理）和社会功能在不同层面上交互作用、互为补充。这些新的观点如下：①大脑网络紊乱。功能性神经成像发现了大脑网络的几类变化，如自主性震颤患者比功能性震颤患者右侧颞顶结合部活动减少，说明这一区域可能是身体能动感（是我在做运动）神经网络的重要节点；再如，情绪相关网络与运动网络之间、注意力系统和运动规划系统紊乱之间的联系异常紧密。激活可能不同，比模拟相似的症状复杂。②预测处理紊乱。大脑的预测处理/主动推理模型结构强大，用以说明大脑预期和预测运动及感官体验，并不断用新的信息更新这些预测。例如，在幻肢综合征中，新的感觉输入不能更新腿"还在"的预测；在功能性腿无力中，大脑的预测不同，即腿"不在那里"，再次覆盖腿在那里的感觉输入，且不能更新。③大脑异常与心理联系模型。既往，FND 模型强调过去的创伤事件作为致病因素，但没有真正解释 FND 是如何致病的；现代认知行为理论从诱发、促进和延续因素入手，整合了基于大脑理论。研究发现，躯体事件（如疼痛、受伤、偏头痛或惊恐）比情绪事件更常见，也更有助于症状的定位和定性。其可能部分通过预测处理异常，这与胃肠道感染后的肠易激综合征或轻微头部撞击后持续存在数年的"脑震荡后"症状类似。心理动力学模型（psychodynamic model）和基于依恋理论（attachment theory）的模型仍适用于很多患者，关键是要"因地制宜"。

（四）功能性神经疾病的结构和神经回路

大脑功能是在神经回路运行中实现的，不同疾病的症状是由这些回路内部和回路之间的变化引起的（图 1-1-4）。FND 的不同症状源于一个或多个特定的异常结构。例如，患者认为阵发性功能性运动是非自主的，就是由能动结构异常导致的（图 1-1-5）。FND 的其他结构包括负责情绪处理、注意力、内感知、预测/推理及其相互作用的结构损伤，可以使用基于连通性的神经成像度量、功能性磁共振成像（fMRI）、弥散张量成像（DTI）、核成像、脑电图（EEG）和经颅磁刺激（TMS）等相关神经回路的在体研究。异常的结构可以映射到特定的大脑回路，如能动感减弱是多模式整合网络（包括右侧颞顶结合处）功能障碍介导的。根据 FND 的现象学、神经生物学和治疗研究，下文将重点介绍几种候选结构及其神经回路。这些大脑回路（和结构）的异常以不同方式相互作用，产生 FND 的症状和体征（图 1-1-6）。这些症状与体征包括以下五个方面。

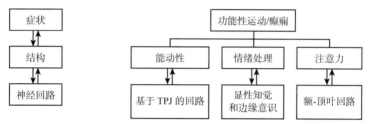

图 1-1-4　FND 症状、结构和神　　图 1-1-5　FND 症状或可观察到的表现的一种或
　　　　　经回路之间的关系　　　　　　　　　　多种特定结构异常

TPJ，颞顶结合处

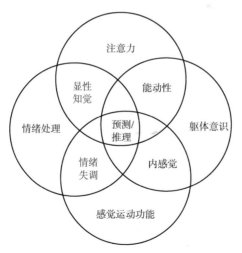

图 1-1-6　FND 症状和体征产生机制示意图

FND 的症状和体征是几种结构及其相关神经回路异常以不同方式相互作用的结果

1. 情绪处理 情绪处理缺陷是一些 FND 患者的核心特征。这些异常情绪包括情绪反应性增加、唤醒和回避增强、自上而下的情绪调节受损、负性情绪或心理威胁情绪状态（如惊恐、羞耻）期间功能性神经症状放大、情绪意识缺失（如情绪唤醒缺失时的生理唤醒、述情障碍）、异常突显知觉处理及习得/先天防御反应的错误激活等。

2. 能动性 自我能动性反映个体的信念，即他是行动或思想的"代理人"——这是作为自愿运动特征的意志或自由意志的感觉。产生自我能动性的两个条件：①必须有意愿运动的感觉；②与已有意愿一致的运动必须发生。FND 患者的运动缺乏自主性，感觉为非自主性的。许多神经疾病的病理过程可以产生非自主性运动，如帕金森病中的震颤。在运动过度的功能性运动障碍（如震颤）和可能的主要运动功能性癫痫发作中，产生运动的大脑区域与自主运动相同，并通常正常。这些患者通常没有导致反馈不正确的内在感觉缺陷。

3. 注意力 FND 有注意力障碍。表现为注意力持续性受到影响，即倾向专注于特定的生理系统，而忽视其他系统，损伤适应性和注意力的自主转移。FND 患者关注未受影响的身体部位是困难的；这种注意力僵硬类似于偏侧忽略综合征。神经心理学测试可以较好地描述 FND 患者持续和选择性注意力中断。此外，在 FND 人群中，注意力资源优先分配给威胁相关的刺激（如愤怒的面孔），特别是功能性癫痫患者。FND 中注意力转移低效或受损，以及非自主性注意力偏差，都来自目标导向和刺激驱动神经网络的异常连接。FND 症状可以在生理状态下的明显和过度关注中产生，也可在不明显和非自主的过程中出现。

4. 内感觉 指神经系统感知、解释和整合内部身体信号的过程，提供跨意识和无意识层面的身体内部特征的即时映射。它对于监控、预测身体内部状态及报告自动调节的行动非常重要。根据静息心率降低后感知准确性下降，发现 FND 存在内感觉异常。然而，一些 FND 患者在内感觉稳态扰动中，感知辨别能力不受影响。而在刺激前后的时间周期中表现出症状强度增加，呈现感知辨别力与症状强度分离的现象。

5. 知觉推理和预测加工 与内感觉不同，推理是一个重要的重叠结构，指个人对体内和体外发生的事件的原因和影响产生信念（或解释）的过程。知觉推理受到预期（包括暗示）的强烈影响，无论是明确的还是隐含的，并且可以根据环境背景迅速变化。FND 是一种以感觉运动和情绪化现象出现错误的知觉推理为特征的疾病。因其是信念的反映，这些推理使患者很自然地体验为真实的。

（五）功能性神经疾病的评估和诊断原则

FND 是真实存在的，与功能有关，而非结构性障碍。涉及运动和感觉症状（如瘫痪、震颤、癫痫发作和头晕等），可能是最古老和最易识别的功能性障碍之一。历史上曾经使用过其他名称，如转换障碍、心因性障碍及癔症等，FND 严重影响患者的生活。临床新进展有助于诊断 FND。床旁检查可见 FND 的阳性临床体征，大多是已知的，以往未重视。视频脑电图和高分辨率结构性神经成像可清楚地显示一些严重残疾者没有结构性病变，而这些患者功能性神经成像和神经生理却可发现大脑功能异常。临床诊断时需要摒弃"我已经排除了疾病——这不是我的问题"等基于结构性疾病的思维。

功能性神经障碍是心源性的。转换障碍是弗洛伊德的理论，即心理创伤转换为身体症状。功能性神经障碍在 DSM-5 中成为一个正式的术语，独立存在，不需要因果关系。在 DSM-5 分类中，心理诱因不再作为基本诊断标准。FND 诊断需要进行完整的病史询问，至少应包括以下三个方面：

（1）重点关注发病机制，特别是寻找病理生理诱发因素，如偏头痛、急性疼痛、惊恐障碍、发作性解离性/分离性障碍、感染或药物副作用等。

（2）询问患者有关疲劳、睡眠障碍、疼痛和注意力不集中等症状，这些症状在多数情况下存在，且可能比神经科症状更易致残和影响生活质量。

（3）FND 的诊断应始终基于明确的阳性诊断证据，常为阳性体征或发作的性质。

功能性神经症状障碍（转化障碍）诊断标准（DSM-5）：①随意运动或感觉功能改变的一种或多种症状；②临床症状与公认的神经病学或

医学状况不相容的证据；③其他医学或精神疾病不能更好地解释这种症状或缺陷；④该症状或缺陷导致社会、职业或其他重要功能领域出现临床可见的显著痛苦或损伤，或需要医学评估。

DSM-5 明确规定：有/没有心理压力（与症状发作相关）；急性（<6个月）或持续性（>6个月）。

DSM-5 的标准 A 要求"随意运动或感觉功能改变的一种或多种症状"。患者出现涉及运动功能的神经症状，可分为两大类：阴性症状（缺乏运动、虚弱）或阳性症状（异常运动，如震颤、抽搐、肌张力障碍等）。症状也可见于短暂的发作中。

DSM-5 的标准 B 要求"临床结果提供了症状和公认的神经或医学状况之间不相容的证据"。不相容可以通过评估阳性体征了解。

DSM-5 的标准 C 要求"症状或缺陷不能由另一种医学或精神（健康）障碍更好地解释"。不应误解为 FND 不能和神经疾病共病。诊断不明确时，可以使用肌电图、EEG 辅助 FND 诊断。其他辅助诊断测试，如核医学脑成像，也有助于明确诊断。

（六）功能性神经疾病的治疗原则

（1）心理教育：改善心理社会功能，提高对诊断的理解，增加治疗的信心和希望。

（2）物理疗法和其他康复治疗。

（3）心理疗法，如认知行为治疗。

（4）精神药理学治疗。

（5）新兴疗法，如正念疗法、精神动力心理疗法和集体心理疗法等。

（七）功能性神经疾病的若干问题辨析

辨析 1 FND 是排除性诊断？

FND 的诊断方式与其他医学疾病相同，使用阳性特征进行诊断，而非排除其他疾病。如功能性肢体无力的胡佛征检查阳性，当注意力转移到对侧腿时，髋关节伸展无力可恢复正常。FND 诊断应主要基于仅见于这种疾病的典型特征或症状和体征内在的不同。FND 的诊断应基于阳性体征。

辨析 2　患者要么有 FND，要么有其他神经科疾病？

另一种神经科疾病的存在是 FND 发生、发展的一个强大的危险因素，通常和其他神经科疾病一起出现。FND 常与其他神经科疾病并存。

辨析 3　不同的 FND 表型表明不同的疾病？

FND 的各种功能表现与已知神经体征相关联，如功能性震颤、肌张力障碍等。FND 患者之间不同的表型可能代表同一基础疾病的不同表现，不同患者的表现不同。FND 通常伴有疼痛、疲劳、认知症状和（或）其他系统性功能症状。FND 综合征症状范围更广，疼痛、疲劳和认知症状只是其中的一部分。

辨析 4　FND 症状是自主性的？

功能性神经障碍症状确实源于自主神经系统，这也是许多医生在考虑 FND 时一直担心患者夸大或诈病的原因之一。多项较为一致的证据表明这些症状不可能伪装，包括显示 FND 患者运动规划、注意力、身体监测和能动性相关脑区功能障碍的研究。神经生理学研究、随机试验中的差异恢复、跨文化和跨时间的一致表现及共病都支持 FND 是临床一种独特的脑功能障碍，而不是自主伪装症状的结果。FND 症状是非自主的，不是患者随意可以伪装的。

辨析 5　FND 的诊断不需要实验室检查？

其他神经系统疾病是 FND 的一个重要危险因素，必须向患者仔细解释为什么要进行实验室检查，如功能性肌阵挛中的皮质电位检查、功能性震颤的肌电图检查、区分癫痫和功能性（分离性）发作的视频脑电图。实验室检查有助于识别神经系统疾病共病，辅助诊断根据表型难以诊断的病例，并加强患者对阳性体征的认知。

辨析 6　FND 完全是由心理因素引起的？

在 DSM-5 诊断标准中，不再要求患者有心理应激源。此外，心理/精神共病在其他神经疾病中也很常见。疾病共病、焦虑和压力也是 FND 的危险因素。FND 复杂多样，有多种潜在的生物和心理原因，且因患者而异。心理因素是 FND 许多可能的危险因素之一，不是唯一的病因。

辨析 7　FND 通常预后良好？

人们倾向于认为，FND "没什么问题"，治疗后所有患者都会好转。

FND 的许多相关研究显示，多数患者在随访时病情没有改善甚至变差。FND 患者的残疾程度和生活质量受损程度与帕金森病或癫痫等类似衰弱性疾病患者相似，通常包括慢性疼痛、疲劳、认知问题和心理共病。FND 和其他神经疾病一样可致残，影响生活质量，如不积极干预，多数 FND 预后不良。

辨析 8　FND 的治疗仅仅是将患者转介给心身疾病医生或精神疾病医生？

FND 需要进行个体化治疗，从向患者清晰、仔细地解释诊断开始，应避免简单下结论。向患者传递可以改变阳性体征及疾病性质是可逆的这一基本观点。对于更复杂病例治疗，通常需多学科参与。单独的物理治疗对一些功能性运动障碍患者有效。当出现焦虑、情绪或人格障碍共病时，心理治疗可能也是必不可少的。一些严重的病例，治疗的重点可能是支持和预防不必要的药物治疗或干预造成的医源性伤害。

第二节　前庭行为心理疾病认识框架

一、前庭行为心理疾病相关的基本概念

（一）前庭行为心理的相关概念

1. 行为　是人类在生活中表现出来的生活态度及具体的生活方式，是在生活中表现出来的基本特征，是对内外环境因素刺激所做出的能动反应。人的行为可分为以下两种：①外显行为，可直接观察到，如言谈举止；②内在行为，不能直接观察到，如意识、思维活动等，即心理活动。

2. 心理　是大脑对客观现实的主观反映，意识是心理发展的最高层次。人的心理现象又可分为两大类。

（1）心理过程：认知、情绪情感和意志是以过程的形式存在的，它们都要经历发生、发展和消失的不同阶段，所以属于心理过程。

（2）人格：也称个性，指一个人区别于他人的、在不同环境中一贯表现出来的、相对稳定地影响人的外显和内隐行为模式的心理特征的总

和，包括气质、性格等。人格不是独立存在的，需要通过心理过程表现出来。

3. 感觉　是刺激作用于感觉器官，经过神经系统的信息加工产生的对该刺激物个别属性的反映。感觉是介于心理和生理之间的活动，主要来源于感觉器官的生理活动及客观刺激的物理特性。

4. 知觉　是刺激作用于感觉器官，经过神经系统的信息加工所产生的对该刺激物整体属性的反映。知觉具有整体性、恒常性、理解性和选择性等特性，是在感觉的基础上对客观事物的各种属性进行综合和解释的心理活动过程，是对客观事物整体的综合反映，需要人的知识和主观因素的参与。

5. 认知　是个体认识客观世界的信息加工活动。感觉、知觉、记忆、想象、思维等认知活动按照一定的关系组成一定的功能系统，调节个体的认识活动。认知通过心理活动（如形成概念、知觉、判断或想象）获取知识。通过个体与环境的相互作用，认知的功能系统不断发展，并趋于完善。

6. 前庭感觉　前庭系统是感受角运动和线性运动，维持平衡感和判断空间方位的内耳结构，也称第六感觉系统。除了前庭眼反射（VOR）、前庭脊髓反射（VSR）外，前庭系统对于自主和边缘系统的功能也至关重要。前庭感觉不受意识控制。与其他感觉不同的是，前庭很少单独受到刺激，前庭系统激活的同时也会激活其他感受器[主要为本体感受器和（或）触觉感受器]。本体觉、视觉和前庭觉存在持续的整合。前庭感觉没有初级前庭皮质。不存在所有细胞都对前庭刺激有反应的离散皮质区，也不存在所有前庭反应细胞都对前庭刺激有唯一反应的皮质区。前庭反应可见于许多皮质区域，常见的有视觉、体感或运动相关信号的会聚区域。

7. 前庭知觉　主要包括自身运动的前庭感觉和派生的空间定向感觉，一般和视觉、本体觉整合发挥作用。前庭知觉与前庭感觉类似，不受意识控制。前庭运动知觉是由多个脑区介导的，而前庭空间知觉可能由大脑后部区域介导。当前庭外周或中枢结构损伤时，患者可出现对自身运动的异常感觉，如失衡、视物模糊和振动幻视。

8. 前庭认知　目前，尚无标准的前庭认知定义。根据神经解剖学，前庭系统至少有三个主要功能域。

（1）自主神经功能域：整合与当前身体生理状况相关的正在进行的过程信息的通路，调节血压、心率和呼吸。

（2）感觉运动域：包括前庭、视觉、本体感受和体感信息的整合及调节运动反应的通路。

（3）认知域：包括调节决策、注意力、情绪和其他高级认知功能的通路。前庭系统在认知中起重要作用，尤其是自我运动感知、空间学习、空间记忆和身体图像感知等视觉空间能力。

9. 前庭阈值　也称前庭知觉阈值，指在研究者设定的试验中，受试者检测到的最小可感知刺激或者运动。

（二）行为心理疾病的相关概念

1. 心身疾病　指在心理和社会因素的作用下，机体出现一系列异常的生理功能改变，并在此基础上发生与精神状态变化有关的特定的躯体疾病综合征。心身疾病一般具有以下特征：①一定的急性或慢性心理因素；②具有特定的性格特征及应对方式；③存在与此相关的机体病理损害或功能改变；④心理因素影响躯体疾病的发展进程。

2. 身心疾病　指患有躯体疾病的个体，因躯体疾病影响个体心理行为，出现精神心理问题。身心疾病一般具有以下特征：①明确的躯体疾病；②具有与此疾病相关联的病理损害特征；③存在与此相关的行为心理改变；④躯体疾病影响行为心理状态。

3. 心因性反应　是个体在遇到较为强烈的心理应激事件后出现的一系列精神心理活动改变，常见表现为紧张、恐惧、焦虑、抑郁、回避、闪回等，可以伴有或不伴有生理功能改变。影响因素：①生活事件的强度；②社会文化背景；③个体的应对特征，受个性特点、教育程度、智力水平、生活态度、信念等影响。涉及心因性反应的精神障碍通常包括急性应激障碍、适应障碍及创伤后应激障碍。

4. 躯体化症状　指患者出现多种躯体不适，可能涉及任何器官和系统，但不能为客观检查所证实，也与相应躯体疾病不符，如头晕、头痛、恶心、胸闷、腹痛、麻木、乏力等。通常症状多种多样、性质多变，与患者的个性特征和焦虑、抑郁、疑病等有关，可以表现出对躯体症状的过度关注。

5. 功能性精神障碍、症状性精神障碍、器质性精神障碍　这一组疾病都是精神障碍，是大脑功能活动发生紊乱导致的个体情感、认知和行为等精神活动异常，主要区别在于精神障碍发生的病理基础不同：①功能性精神障碍强调精神活动异常没有明确可查及的生物学病因和病理改变，如精神分裂症；②症状性精神障碍强调精神活动异常是由躯体疾病引发，如甲状腺功能亢进所致的精神障碍；③器质性精神障碍强调精神活动异常来源于脑器质性疾病，如脑外伤所致的精神障碍。

随着对精神疾病生物学机制研究的深入，目前已经可以了解到许多功能性精神障碍如抑郁症、精神分裂症也存在脑结构和功能改变，因此功能性疾病也存在特定的神经病理基础。

二、前庭行为心理疾病的基本层次

几个世纪前，医学著作中即可看到有关焦虑和眩晕之间联系的描述，但近年才对引发和维持眩晕的心理因素进行了系统研究，如心因性头晕（psychogenic dizziness）等概念，但定义含糊不清。尽管新的眩晕-精神病学理论并不完整，但相比以往的认识，在神经科学和前庭生理学方面有更坚实的基础。前庭行为心理疾病与前庭结构性疾病纷繁交错，目前的认识有时代局限性并在不断进展中。明确的分类、定义几乎难以完成。综观国内外的认识，对疾病诊断有三个基本层面。

（一）前庭心理/精神疾病

前庭心理/精神疾病（vestibular psychological/psychiatric disorder）指心理/精神疾病导致的，以头晕、不稳为症状特征，伴自主神经症状、姿势和步态异常的疾病。心因性头晕作为临床术语，与精神性头晕（psychic dizziness, psychiatric dizziness）、心理生理性头晕（psychophysiologic dizziness）和功能性头晕（functional dizziness）有很多交叉，甚至部分同义。"心因性头晕"一词的局限性在于符合精神疾病诊断标准的患者可同时患前庭功能障碍，焦虑症和前庭疾病之间存在明确的联系；"精神性头晕"一词指头晕与其他症状同时出现，作为精神疾病综合征的一部分，如作为惊恐发作症状的组成部分出现的头晕称为精神性头晕。

（二）前庭行为疾病

前庭行为疾病（vestibular behavioral disorder）是以行为学特征为主要表现的前庭疾病，同时还伴自主神经症状、姿势和步态异常及情绪症状。行为因素影响空间定向和平衡功能，也与外周和中枢性前庭疾病相互作用，改变这些疾病的临床表现。

（三）功能性前庭疾病

功能性前庭疾病（vestibular functional disorder）不仅可由器官和组织的结构或细胞缺陷引发，也可由结构完整的生理系统（包括大脑网络）功能异常造成。功能性前庭疾病可定义为，在前庭系统（外周与中枢）生理结构完整的情况下，因功能异常导致特有的前庭症状。DSM-5采用了功能性神经症状障碍/转换障碍，删除了心理应激作为 FND 诊断的先决条件，通过识别 FND 特有的神经科体征进行诊断。

近 30 年，随着对中枢神经系统解剖学和生理学研究的不断深入，对焦虑、前庭觉、视觉和本体觉之间固有联系的认识也有很多进展，临床上逐渐揭示了功能性和精神性疾病的本质。功能性和精神性疾病可以有前庭症状，也可放大前庭疾病的症状。这些概念已经或正在发生变化，不同时代的命名、定义都不同。目前，前庭行为疾病没有出现在前庭疾病的分类中，已采用功能性前庭疾病的分类名称，本书中"前庭行为疾病"将在功能性前庭疾病部分讨论。

三、结构性和非结构性前庭疾病诊断构建的演进

（一）前庭行为心理疾病诊断构建——眩晕二分法诊断

传统上，前庭疾病诊断包括"结构性（器质性/细胞性）疾病"或"精神性（心因性）疾病"两大类。器质性或心因性二选一，这是传统的医学-心理模式的反映。二分法把结构性疾病和精神性疾病分开考

虑，且结构性疾病评估优先于精神性疾病，但眩晕患者的结构性-精神性共病很常见，所以不能仅仅排除精神性疾病。二分法低估了精神性疾病的发生率，可能导致偏离干预目标。同时，临床上头晕患者的躯体和心理症状的严重程度可不相关，二分法思维明显不符合学科发展要求，须同时分别评估。因头晕患者通常先到综合医院就诊，而非精神专科或身心医学专科医院，所以综合医院也需承担发现精神性疾病的重要责任。头晕患者的精神症状可以用几种简单、耗时少的方法检测，检查人员无须特殊培训，容易列入综合医院相关科室的诊疗常规。非精神科医生不必做出特定的精神性疾病诊断，必要时可向专科医院转诊。了解如何识别精神性疾病，并与患者沟通眩晕与焦虑-抑郁之间的联系，这是眩晕二分法诊断无法达到的目标。

（二）新的眩晕诊断框架——结构性疾病、精神性疾病和功能性疾病

眩晕症可能存在未知的疾病实体。所以，在临床实践中，不能仅通过不是什么来定义某一疾病；也不能仅通过排除其他疾病做出诊断。这是眩晕二分法诊断最突出的问题。功能性前庭疾病进入临床视野后，首先要抛开强调结构性疾病的二分法思维。功能性眩晕高发，其确认主要依据特有的临床症状，而非根据结构性前庭疾病。功能性疾病的两个普遍观点：①功能性前庭疾病比结构性前庭疾病诊断更难、疗效更慢且损害更大。②心理创伤和不良生活事件可不同程度地导致功能性和精神性表现。作为非结构性前庭疾病的功能性眩晕和精神性眩晕比结构性前庭疾病更常见。

因此，根据前庭疾病新诊断框架，眩晕分类应包括结构性和非结构性前庭疾病（如耳石症、梅尼埃病），非结构性前庭疾病进一步分为精神性前庭疾病（如恐惧性姿势性眩晕）和功能性前庭疾病[如持续性姿势知觉头晕（PPPD）]。临床需要对结构性、功能性和精神性前庭疾病"三管齐下"同时评估。图1-2-1～图1-2-4解释了眩晕的二分法诊断框架和"三管齐下"的诊断框架，其中图1-2-3为现今临床应采用的诊断框架。

以未来的视角，真实世界一定存在目前未知的眩晕类型。图1-2-4显示了眩晕真实世界诊断框架。

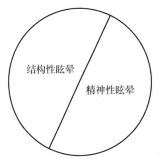

图 1-2-1　眩晕的二分法诊断框架 1

眩晕诊断中二分法思维不符合逻辑

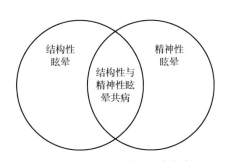

图 1-2-2　眩晕的二分法诊断框架 2

在功能性眩晕提出之前,眩晕的诊断包括结构性眩晕、精神性眩晕,或者两者共病(交叉的区域)

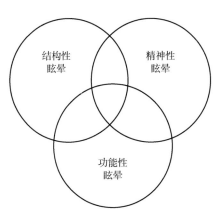

图 1-2-3　"三管齐下"的眩晕诊断框架

结构性眩晕、功能性眩晕和精神性眩晕可独立存在,也可以原发、继发和共存任意组合

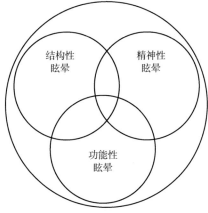

图 1-2-4　眩晕真实世界诊断框架

除结构性、功能性和精神性眩晕外,真实世界可能存在未知的诊断实体(最大的外环),不能仅根据它不是什么来定义疾病,也不能仅通过排除做出任何诊断

第三节　用生物-心理-社会医学模式解读
前庭行为心理疾病

生物-心理-社会医学模式认为健康和疾病之间存在多维度相互关

联，要从生物、心理、社会综合水平来认识疾病，并以生物-心理-社会整体观来维护健康（图 1-3-1）。随着人类认识的发展，人们对疾病的认识回归到生物医学模式中，重视人的生物生存状态及生理器官功能，认为疾病就是组织、器官功能异常，医疗行为也是围绕组织和器官开展。生物-心理-社会医学模式体现了对人的尊重，不仅重视个体的生理功能异常，而且关注影响生理功能的社会心理因素。生物-心理-社会医学模式从生物和社会结合上理解人的健康和疾病，寻找疾病发生的机制和诊断治疗方法是医学临床实践活动和医学科学研究的指导思想。

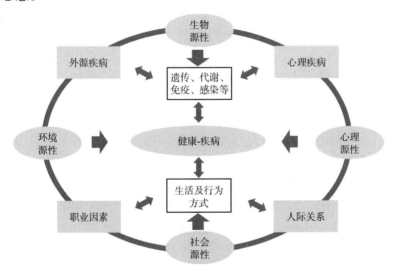

图 1-3-1　生物-心理-社会医学模式对疾病和健康的理解

前庭疾病相关行为心理问题归属于心身疾病的范畴，其发生、发展和演化过程与心理因素息息相关。临床医生需要更加全面地了解疾病进程，有针对性地采取综合的心身干预措施。同时，基于生物-心理-社会观点解读前庭疾病行为心理问题时，需要关注以下问题。

一、区分前庭症状是否为精神症状

流行病学研究显示，以眩晕/头晕为主诉的患者中 2%～26%有明显的精神心理因素，即使器质性前庭疾病患者中也有 42%～61%伴焦虑抑郁症状。与此相似，焦虑抑郁等精神心理障碍的患者也有 60%～90%伴各种躯体症状，头晕、耳鸣都是常见症状。因此，明确患者的症状特征，区分是来源于明确的前庭疾病的症状、体征，还是心理因素导致的不适，成为识别和处理前庭行为心理问题的基础。

区分目前的前庭相关症状是否为心理因素造成的精神症状，要点在于：明确症状的特点是否符合前庭疾病或其他躯体疾病；是否与对应疾病演化规律和病理损害一致；是否与客观检查证据相符。后面章节中我们可以通过了解不同前庭疾病及常见精神疾病的临床表现加以区分。

二、阐明前庭行为心理问题的影响因素

疾病的载体是人，每个人都承载着独特的情感、思维，因此医生面对前庭行为心理疾病的患者时不仅要能够看到"病"，更要看到"病"背后的"人"，从而才能全面认识疾病在个体所呈现的特点，以及可能影响疾病表现的因素。只有准确识别疾病的病因病理因素及社会心理因素，才能有针对性地采取相应的治疗干预措施。

影响前庭行为问题的生物学病因、发病机制各有不同，然而其社会心理因素的影响又有某些共性。常见的影响因素可以来自个体的个性特征、成长经历、既往行为方式、疾病造成的痛苦和功能障碍、伴随疾病的损害或获益、医疗负担及社会功能影响等，可以通过了解病史及与患者和家属沟通获取线索。

三、治疗过程中兼顾前庭因素和心理因素

以生物-心理-社会医学模式认识疾病就会理解每个患者都受多因素共同影响，不同的因素发挥的作用虽然大小不同，但治疗过程中只有尽可能纠正不利因素，充分利用有利因素，才能获得最大疗效。如果前庭损害可能是疾病的核心病因，对某些具有易感性心理素质的患者而言，即使疾病严重程度相同，造成的痛苦也可能比其他患者更大，对疾病的康复也会造成不利影响。而对于以心理因素为核心病因的患者，只关注

前庭功能改善，不采取针对性的心理干预措施往往疗效甚微，甚至成为"疑难杂症"，PPPD 就是典型的例子。因此，前庭疾病相关行为心理问题的有效治疗是全面分析、精准施治的结果，兼顾前庭因素及行为心理因素是基本原则。

四、融入人文理念，全面提升患者生活质量

生物-心理-社会医学模式中一个重要的组成部分就是"以人为本"的人文精神，患者利益最大化是其具体体现。随着医疗技术的进步，对疾病的认识及治疗的方法也在不断更新，似乎有了更多健康保障，但回归到健康的本质，患者不仅需要正常的生理功能，还需要保持良好的社会功能，最大限度地提升生活质量。

针对不同的前庭疾病，区分不同阶段，可以采取有利于患者功能恢复和生活质量提高的所有可行措施，最大限度地降低疾病带来的损害、痛苦和功能障碍。例如，对耳石症患者的及时诊断和复位，可以大大降低患者发作时的痛苦，但因恢复过程中残存前庭功能障碍和担心复发伴随的焦虑恐惧，同样给患者造成了巨大压力，严重影响患者的社会功能和生活质量。对于前庭疾病行为心理因素的准确识别和处理，可以最大限度减少继发损害，提升患者的生活质量。

第四节　前庭行为心理疾病治疗

要点 1　正确识别功能性眩晕与精神性眩晕，给予针对病因的治疗。神经耳科和精神病学的药物治疗和非药物治疗都适用。

要点 2　结构性眩晕和非结构性眩晕共存时，可同时给予药物治疗，但应注意药物作用的重叠、不良反应和少数药物可能存在组合禁忌。

要点 3　前庭康复治疗可以同时有效减轻焦虑和抑郁症状。

一、药　物　治　疗

选择性 5-羟色胺再摄取抑制剂（SSRI）、5-羟色胺和去甲肾上腺素

再摄取抑制剂（SNRI）通常推荐用于伴或不伴精神疾病的慢性功能性眩晕。抗组胺药和苯二氮䓬类等前庭抑制药物可能不利于前庭康复，应避免影响前庭和平衡控制系统的再适应。

二、心理治疗

1. 患者心理教育　也称健康教育，即向患者解释疾病的病理生理知识，是认知行为治疗（cognitive-behavioral therapy，CBT）的基础。可向患者发放宣传手册，通过互联网进行宣教等。

2. 认知行为治疗

（1）通过引导患者对身体、情绪和心理的自我审视，打破认知行为适应不良的循环。让患者识别哪些是姿势控制异常（姿势僵硬、视觉依赖），哪些是因正常姿势行为曲解导致的过度反应（如自发性生理性身体摇摆）。脱敏练习可以增加对感觉失衡的耐受度，减少自动的高风险姿势策略。

（2）识别和评估对眩晕的情绪及认知反应有助于减少恐惧。训练患者以平静的态度应对眩晕，也可以采用各种松弛技术来缓解症状。

（3）确定和评估心理社会因素，如害怕跌倒和社交尴尬、回避和安全行为。可采用暴露疗法，从普遍增加体育活动到暴露于特定的诱发因素等，以解决这些问题。

（4）治疗目标是减少残疾和使日常生活正常，而不仅仅是减轻症状。避免再次进入焦虑和回避的循环，需要承担一定程度的眩晕和跌倒风险。

三、前庭康复治疗

前庭康复治疗是一系列物理治疗的总称，旨在补偿或重新调整各种受损的前庭和神经疾病的平衡控制。在功能性眩晕中，指导原则是通过习服练习和放松技术，使"高度警觉"的平衡控制系统脱敏。前庭康复结合各种认知行为原则，如分级暴露和认知重构，并且通常将认知行为治疗和前庭锻炼结合成一种混合疗法。

前庭康复从更一般和自然的运动，如步行，到更具体的引起眩晕的头部活动，这些活动应循序渐进。鼓励患者坚持锻炼，使用放松练习使头晕-警觉-焦虑反应脱敏。可以选择模拟器、头戴设备或墙壁投影等康复器材或方法，可将医疗机构的指导治疗与居家无监督的日常锻炼相结合。

四、其他治疗

其他如神经调控（生物物理）等新的治疗方法，有待临床验证。

参 考 文 献

Bennett K，Diamond C，Hoeritzauer I，et al，2021. A practical review of functional neurological disorder（FND）for the general physician. Clin Med（Lond），21（1）：28-36.

Bisdorff A，2016. Vestibular symptoms and history taking. Handb Clin Neurol，137：83-90.

Bisdorff A，Von Brevern M，Lempert T，et al，2009. Classification of vestibular symptoms：towards an international classification of vestibular disorders. J Vestib Res，19（1-2）：1-13.

Bronstein AM，2013. Vertigo and imbalance. London：Oxford University Press：333-346.

Clemente Fuentes RW，Bucaj M，Wonnum SJW，2021. Functional neurological disorder：a practical guide to an elusive Dx. J Fam Pract，70（2）：69-79.

Cock HR，Edwards MJ，2018. Functional neurological disorders：acute presentations and management. Clin Med（Lond），18（5）：414-417.

Dieterich M，Staab JP，Brandt T，2016. Functional（psychogenic）dizziness. Handb Clin Neurol，139：447-468.

Gilmour GS，Nielsen G，Teodoro T，et al，2020. Management of functional neurological disorder. J Neurol，267（7）：2164-2172.

Goldstein LH，Mellers JDC，2016. Psychologic treatment of functional neurologic disorders. Handb Clin Neurol，139：571-583.

Hallett M，Aybek S，Dworetzky BA，et al，2022. Functional neurological disorder：new subtypes and shared mechanisms. Lancet Neurol，21（6）：537-550.

Lidstone SC, Araújo R, Stone J, et al, 2020. Ten myths about functional neurological disorder. Eur J Neurol, 27（11）: e62-e64.

Staab JP, 2016. Functional and psychiatric vestibular disorders. Handb Clin Neurol, 137: 341-351.

Stone J, Burton C, Carson A, 2020. Recognising and explaining functional neurological disorder. BMJ, 371: m3745.

Stone J, 2016. Functional neurological disorders: the neurological assessment as treatment. Pract Neurol, 16（1）: 7-17.

第二章　前庭疾病及其行为心理障碍

前庭疾病在诊断层面应采用 Bárány 协会的前庭疾病分类。根据眩晕症的传统诊断，前庭疾病按解剖部位可分为外周性眩晕与中枢性眩晕。迷路和前庭神经归属外周前庭系统；涉及脑桥延髓部脑干中的前庭神经核及从这些神经核投射到前庭小脑（通过小脑脚）、脑干、丘脑和皮质的前庭通路为中枢前庭系统。外周性前庭综合征约占 32%。中枢性前庭综合征，包括前庭性偏头痛，约占 25%。脑血管病约占 5%。直立性低血压约占 13%。功能性（躯体形式）和精神性眩晕综合征约占 18%。

中枢性前庭综合征可通过知觉、眼动及姿势和步态的感觉运动控制分类。此外，还有以认知表现为特征的高级前庭疾病，如双侧外周前庭病变患者的半空间忽略、房间倾斜错觉和空间记忆与导航缺陷。前庭系统的功能特征不同于其他感觉系统的功能特征。该系统缺乏初级前庭皮质，前庭刺激同时影响多种感官（视觉、前庭觉、体感和听觉），以调节人体对身体位置和方位的意识及对自身运动的感知。

大脑皮质、丘脑、脑干或小脑病变的综合征：一些疾病与多层次的中枢损伤有关，如眼球倾斜反应可由脑干或小脑病变引起，房间倾斜错觉可由脑干或皮质病变引起等。中枢前庭综合征和高级前庭功能障碍及其发生部位见表 2-0-1。

表 2-0-1　中枢前庭综合征和高级前庭功能障碍及其发生部位

大脑皮质	丘脑	脑干	小脑
皮质性眩晕	丘脑性站立不能	侧移	下跳性眼震
推动器综合征	推动器综合征	眼球倾斜反应	发作性共济失调 2 型
房间倾斜错觉		阵发性共济失调/构音障碍	眼球倾斜反应
空间偏侧		假性神经炎	体位性眩晕/眼震
忽略空间、记忆缺失		房间倾斜错觉（歪斜-扭转）	假性前庭神经炎
前庭性癫痫		前庭性偏头痛	上跳性眼震

中枢前庭综合征通常是由这些通路或核心区域损伤引起，最常见的原因有梗死、出血、肿瘤、多发性硬化（multiple sclerosis，MS）及脑退行性变等。脑干 MS 或腔隙性梗死导致的发作性眩晕（同时还伴有共济失调和构音障碍）较为少见。前庭性癫痫更为少见。

第一节　结构性前庭疾病

一、良性阵发性位置性眩晕

（一）良性阵发性位置性眩晕的定义

良性阵发性位置性眩晕（benign paroxysmal positional vertigo，BPPV）是一种相对于重力方向的头位变化所诱发的、以反复发作的短暂性眩晕和特征性眼球震颤为表现的外周性前庭疾病，具有自限性并可复发。

（二）良性阵发性位置性眩晕的临床表现

（1）BPPV 的主要症状为在体位改变时出现短暂（持续时间数秒钟）的旋转性眩晕，伴有或不伴有恶心、呕吐。

（2）典型的触发体位：躺下、从卧位坐起、在床上翻身、弯腰和头部向后伸展，以及抬头等。最明显、最常见的是在早晨（"早晨眩晕"）或在睡眠改变体位时发生。

（3）反复改变体位，症状可减轻。

（三）良性阵发性位置性眩晕的诊断原则

（1）相对于重力方向改变头位后出现反复发作的、短暂的眩晕或头晕（通常持续时间不超过 1min）。

（2）位置试验中出现眩晕及特征性位置性眼震。

（3）排除其他疾病，如前庭性偏头痛、前庭阵发症、中枢性位置性眩晕、梅尼埃病、前庭神经炎、迷路炎、前半规管裂综合征、后循环缺血、直立性低血压、功能性眩晕等。

（四）良性阵发性位置性眩晕的类型

BPPV 分为四类：后半规管 BPPV、水平半规管 BPPV、前半规管 BPPV、多半规管 BPPV。

（五）良性阵发性位置性眩晕的诊断分级

1. 确定的 BPPV 诊断

（1）相对于重力方向改变头位后出现反复发作的、短暂的眩晕或头晕。

（2）位置试验可诱发眩晕及眼震，眼震特点符合相应半规管兴奋或抑制的表现。

（3）排除其他疾病。

2. 可能的 BPPV 诊断

（1）相对于重力垂线改变头位后出现反复发作的、短暂的眩晕或头晕，持续时间通常不超过 1min。

（2）位置试验未诱发眩晕及眼震。

（六）良性阵发性位置性眩晕的治疗原则

（1）患者教育：BPPV 呈良性经过，可复发，可自愈（25%），预后良好。及时复位可以减轻患者眩晕症状。

（2）治疗的关键为耳石复位。耳石复位优于习服疗法。前庭神经抑制剂不用于治疗眩晕。双侧 BPPV，首先复位严重侧。复位可发生耳石易位（5%），如后半规管 BPPV，复位中落入水平半规管，发生后行水平半规管复位即可。自发性复发常见，复位疗效不变。手法复位与设备复位疗效没有差异，对于特殊病例，尤其是不便行手法复位者，可用设备复位。

（3）可能的 BPPV，临床病史明确，检查时未诱发眼震，推荐手法复位。

（4）复位前应了解患者颈部血管病变及颈椎病变，避免副损伤。敏感易吐者（16.7%～32%）可行抗呕吐治疗后再行复位操作。

（5）手术只适用于难治性 BPPV，3 个月内多次复位无效，能够明确诊断者＜1%。

1）单孔神经切断术：适应证为难治性后半规管 BPPV。对术者外科技术要求高。术后患侧静态、动态的前庭失衡可以通过前庭代偿解决。

2）半规管填塞术：适用于所有类型的 BPPV。半规管堵塞后，壶腹对任何刺激都没有反应，术后前庭动态不对称在中枢适应后可以恢复正常。

二、梅尼埃病

（一）梅尼埃病的定义

梅尼埃病（Ménière disease，MD）是一种原因不明的、以膜迷路积水为主要病理特征的内耳病，临床表现为发作性眩晕、波动性听力下降、耳鸣和（或）耳闷胀感。

（二）梅尼埃病的临床表现

梅尼埃病是一种被认为至少部分由耳蜗管和（或）前庭器官内淋巴液压力增加引起的眩晕综合征。表现如下：

（1）听力下降，特别是低频至中频感音神经性听力损失。听力损失可能波动，发作后 24h 内加重。

（2）耳鸣、耳闷胀感。疾病的早期，耳鸣和耳闷胀感的增强通常先于眩晕发作。

（3）眩晕发作，持续 20min 至 12h，个别可达 24h。眩晕发作常严重，并伴恶心、呕吐。

（4）个别患者可出现突发性倾倒，既往也称"耳石危象"。

（5）梅尼埃病开始通常只影响单侧耳，但随时间的延长，约 17%可为双侧耳。

（三）梅尼埃病的诊断标准

梅尼埃病的诊断分为明确的诊断和可能的诊断。

1. 明确的梅尼埃病诊断标准

（1）2 次或 2 次以上眩晕发作，每次持续 20min 至 12h。

（2）病程中至少有一次听力学检查证实患耳有低频到中频的感音神经性听力下降。

（3）患耳有波动性听力下降、耳鸣和（或）耳闷胀感。

（4）排除其他疾病引起的眩晕，如前庭性偏头痛、突发性聋、良性阵发性位置性眩晕、迷路炎、前庭神经炎、前庭阵发症、药物中毒性眩晕、后循环缺血、颅内占位性病变等；此外，还需要排除继发性膜迷路积水。

2. 可能的梅尼埃病诊断标准

（1）2次或2次以上眩晕发作，每次持续20min至24h。

（2）患耳有波动性听力下降、耳鸣和（或）耳闷胀感。

（3）排除其他疾病引起的眩晕，如前庭性偏头痛、突发性聋、良性阵发性位置性眩晕、迷路炎、前庭神经炎、前庭阵发症、药物中毒性眩晕、后循环缺血、颅内占位性病变等；此外，还需要排除继发性膜迷路积水。

（四）梅尼埃病的治疗原则

1. 生活方式调整

（1）避免触发因素：①咖啡因、巧克力；②压力；③视觉刺激；④气压下降；⑤低盐饮食（<1.5g/d）。

（2）规律、充足的睡眠。

2. 发作期的抗晕、抗吐治疗

3. 间歇期的内科治疗

（1）针对内淋巴积水形成的药物治疗：①利尿剂疗法；②治疗慢性脑血管疾病，以改善血供；③抑制内耳炎症过程。

（2）针对可能"激活"疾病的辅助因素的治疗，这些因素包括：①偏头痛；②睡眠呼吸暂停、高血压、动脉粥样硬化；③自身免疫性疾病、免疫功能障碍及食物和环境不耐受、过敏等。

4. 外科（有创性）治疗

（1）保存前庭功能的治疗：①鼓室注射激素；②内淋巴囊减压术；③半规管填塞术。

（2）破坏前庭功能的治疗：①鼓室内注射庆大霉素（部分或完全破坏患耳的前庭功能）；②前庭神经切断（完全破坏患耳的前庭功能）；③迷路切除术（完全破坏患耳的前庭功能）。前庭功能破坏术适用于内科药物治疗和前庭功能保存治疗失败的患者，目标是破坏患耳剩余的前庭功能。前庭功能破坏术有的可以保留听力（前庭神经部分切断和鼓室内注射庆大霉素），有的不能保留听力。行前庭功能破坏治疗之前，需评估双耳的听力状态和前庭功能状态。

三、前庭神经炎

（一）前庭神经炎的定义

前庭神经炎（vestibular neuritis，VN）也称急性单侧前庭病变（acute unilateral vestibulopathy，AUVP），是一种急性外周性前庭综合征，为急性单侧外周前庭功能损伤，无急性中枢神经病变或急性听力学症状或体征。

（二）前庭神经炎的临床表现

（1）急性或亚急性发作持续数天的强烈眩晕，几周和几个月内逐渐缓慢改善。

（2）旋转性眩晕并伴姿势失衡。

（3）恶心、呕吐。

（4）没有听力损失。

（三）前庭神经炎的诊断标准

1. 急性 VN 的诊断标准

（1）急性或亚急性发作持续旋转性或非旋转性眩晕（即急性前庭综合征）中度至重度，症状持续至少 24h。

（2）自发性外周前庭眼震，即轨迹适合于所涉及的半规管传入的眼震，通常水平扭转、方向固定，并通过去除视觉固定而增强。

（3）在与自发性眼震的快相方向相反的一侧，有 VOR 功能降低的明确证据。

（4）没有证据表明存在急性中枢神经症状或急性听力学症状，如听力损失或耳鸣或其他耳科症状，如耳痛。

（5）无急性中枢神经系统体征，即无中枢眼动或中枢前庭体征，特别是无偏斜、凝视诱发性眼震或急性听力学体征。

（6）不能被另一种疾病或紊乱更好地解释。

2. 演进中 VN 的诊断标准

（1）急性或亚急性发作持续旋转性或非旋转性眩晕（即急性前庭综合征）中度至重度，持续症状超过 3h，但尚未持续至少 24h。

（2）自发的外周前庭眼震，方向固定，并可通过去除视觉固定而增强，其轨迹适合于所涉及的半规管传入的眼震通常水平扭转。

（3）在与自发性眼震的快相方向相反的一侧，有 VOR 功能降低的明确证据。

（4）没有证据表明存在急性中枢神经症状或急性听力学症状，如听力损失或耳鸣或其他耳科症状，如耳痛。

（5）无急性中枢神经系统体征，即无中枢眼动或中枢前庭体征，特别是无偏斜或凝视诱发性眼震，或急性听力学体征。

（6）不能被另一种疾病或紊乱更好地解释。

3. 可能的急性 VN 的诊断标准

（1）急性或亚急性发作持续旋转性或非旋转性眩晕（即急性前庭综合征）中度至重度，症状持续至少 24h。

（2）自发性外周前庭眼震，方向固定，并可通过去除视觉固定而增强，其轨迹适合于所涉及的半规管传入的眼震通常水平扭转。

（3）床旁检查在与自发性眼震快相方向相反的一侧没有明显证据表明 VOR 功能降低。

（4）没有证据表明存在急性中枢神经症状或急性听力学症状，如听力损失或耳鸣。

（5）无急性中枢神经系统体征，即无中枢眼动或中枢前庭体征，特别是无偏斜偏差、凝视诱发性眼震或急性听力学体征。

（6）不能被另一种疾病或紊乱更好地解释。

4. 既往急性 VN 的诊断标准

（1）至少持续 24h 的持续旋转性或非旋转性眩晕的急性或亚急性发作史（即急性前庭综合征），且强度在数天内缓慢下降。

（2）没有同时出现急性中枢神经系统或听力学症状的病史，如听力损失或耳鸣。

（3）有单侧 VOR 功能降低的证据。

（4）没有同时出现急性中枢神经系统或听力学症状的病史。

（5）不能被另一种疾病或紊乱更好地解释。

（四）前庭神经炎的治疗

（1）急性期使用前庭神经抑制剂和止吐药（＜72h）。前庭神经抑制剂长期应用可能损害中枢补偿。

（2）VN 急性期使用激素。据研究，类固醇的抗炎作用可以稳定前庭神经的损伤并促进神经元的恢复。糖尿病患者慎用激素。须向患者解释使用类固醇可能产生的副作用和风险。

（3）抗病毒药物无助于改善外周前庭功能，不推荐应用。

（4）尽早（呕吐停止后即应开始）行前庭康复治疗。

四、前庭阵发症

（一）前庭阵发症的定义

前庭阵发症（vestibular paroxysmia，VP）是一种发作性前庭综合征，主要症状是短暂的发作性旋转或非旋转性眩晕，持续数秒钟至数分钟，伴或不伴耳部症状（耳鸣和听力下降或听觉敏感）。在小脑脑桥角区，动脉或罕见静脉压迫第Ⅷ脑神经诱发功能障碍是主要的病理生理学原因。VP 的短暂性眩晕发作推测是由假性突触去极化（ephaptic depolarization）放电诱发的，可由直接搏动性压迫和导致邻近神经部分脱髓鞘，相邻的脱髓鞘轴突之间发生病理性发作性传导引起。

（二）前庭阵发症的临床表现

（1）旋转性或非旋转性眩晕发作持续数秒钟至数分钟。

（2）眩晕可能由头部位置的改变或过度换气引起，大多为自发性。

（3）可伴有听力损失、耳鸣和听力减退或听力敏感。

（三）前庭阵发症的诊断

1. 明确的前庭阵发症　①至少有 10 次自发性、旋转性或非旋转性眩晕发作；②发作持续时间＜1min；③症状刻板；④卡马西平/奥卡西平治疗有效；⑤不能用其他诊断更好地解释。

2. 可能的前庭阵发症　①至少有 5 次旋转性或非旋转性眩晕发作；②发作持续时间＜5min；③眩晕为自发性或由特定头位变化诱发；④症状刻板；⑤不能用其他诊断更好地解释。

（四）前庭阵发症的治疗原则

（1）药物治疗，如卡马西平或奥卡西平。
（2）微血管减压术。
上述治疗均可改善症状并缩短症状的持续时间，但缺乏循证证据。

五、双侧前庭病

（一）双侧前庭病的定义

双侧前庭病（bilateral vestibulopathy，BVP）是一类在静坐或平躺时通常没有症状，站立或行走时出现不稳症状，在头部运动或黑暗环境和（或）地面不平时不稳症状加重的慢性前庭综合征。其可为特发性，也可见于耳毒性药物中毒、双侧梅尼埃病和脑膜炎等。

（二）双侧前庭病的临床表现

（1）双侧前庭功能减退的标志性症状是振动幻视，或感觉环境随头部的突然运动而晃动。
（2）失衡感在黑暗环境中或不平的地面上加重。
（3）BVP 患者可见明显的空间记忆和导航缺陷，其余的记忆功能不受影响。单侧迷路功能丧失的患者无空间记忆障碍。

（三）双侧前庭病的诊断标准

1. BVP 诊断标准
（1）具有下列症状的慢性前庭综合征：①行走或站立不稳，并伴有②或③中的一项；②行走或头部/身体快速运动时出现运动诱发的视物模糊或振动幻视；③黑暗环境中或地面不平时上述不稳症状加重。
（2）静坐或平躺时症状消失。

（3）下列检查方法可记录到双侧角前庭眼动反射（aVOR）功能减退或缺失（3 选 1）：①视频头脉冲试验（vHIT）或巩膜搜索线圈检查测得双侧水平半规管 VOR 增益<0.6；②温度试验反应减弱[每一侧冷热灌注后眼震高峰的慢相角速度（SPV）之和<6°/s]；③正弦谐波转椅试验检查（0.1Hz，V_{max} 为 50°/s）水平增益<0.1，相位超前>68°（时间常数<5s）。

（4）不能归因于其他疾病。

2. 可能的 BVP 诊断标准

（1）具有下列症状的慢性前庭综合征：①行走或站立不稳，并伴有②或③中的一项；②行走或头部/身体快速运动时出现运动诱发的视物模糊或振动幻视；③在黑暗环境或地面不平时上述不稳症状加重。

（2）静坐或平躺时症状消失。

（3）床旁头脉冲试验（HIT）提示双侧水平半规管病变。

（4）不能归因于其他疾病。

（四）双侧前庭病的治疗原则

1. 患者教育　向患者详细解释引起症状的原因和疾病的病因。

2. 前庭康复治疗　通过视觉和本体感输入促进缺失前庭功能的中枢代偿或替代。

3. 前庭植入　促进外周前庭功能的恢复。

4. BVP 的预防　预防是最重要的，须预防耳毒性迷路损害，尤其是使用氨基糖苷类药物时，要严格把握适应证，并监测血药浓度。肾功能不全、高龄或家族性对氨基糖苷类耳毒性易感的患者应慎用。耳毒性抗生素不应与其他耳毒性药物（如袢利尿剂）合用，否则可能对内耳损伤有增强作用。用药期间应重视随访听力和前庭功能。庆大霉素的耳毒性作用有延迟性，通常在用药数天或数周后出现。

六、老年性前庭病

（一）老年性前庭病的定义

衰老会对前庭感觉系统产生重大影响。约 50%的 60 岁以上老年人可出现某种形式的前庭功能损伤。年龄相关的前庭功能减退可对老年人产生重要影响，主要为姿势不稳、步态障碍和跌倒。老年人前庭功能减退可致日常活动能力降低，使其生活质量下降。业界把与年龄相关的前庭功能减退定义为老年性前庭病（presbyvestibulopathy，PVP）。

（二）老年性前庭病的临床表现

（1）年龄相关的不平衡或姿势不稳。

（2）老年患者的姿势控制能力更差，跌倒风险更高（女性比男性更高），但其转动头部和保持凝视的能力很少受到影响。

（3）老年性前庭功能障碍可影响认知功能，尤其是空间记忆、空间导航和空间定位等空间认知功能。

（三）老年性前庭病的诊断标准

（1）慢性前庭综合征（持续时间至少 3 个月），并至少满足以下症状中的 2 项：①姿势不平衡或不稳感；②步态障碍；③慢性头晕；④反复跌倒。

（2）双侧外周前庭功能轻度减退，并至少存在下列中的 1 项：①视频头脉冲试验检查双侧 VOR 增益均在 0.6～0.8；②转椅试验中正弦曲线刺激下 VOR 增益在 0.1～0.3（0.1Hz，V_{max}=50°～60°/s）；③双温试验反应减低（每一侧的最大慢相角加速度之和在 6°～25°/s）。

（3）年龄≥60 岁。

（4）不能用其他疾病或失调更好地解释。

（四）老年性前庭病的治疗原则

1. 药物治疗　针对病因给予相应的药物治疗。例如，梅尼埃病利用利尿剂和前庭神经抑制剂治疗。

2. 康复治疗　物理疗法对于老年人眩晕有效，包括前庭康复、力量训练、健身训练等。可将医疗机构治疗与家庭锻炼计划配合实施。

3. 心理治疗　精神心理异常可以通过控制焦虑或抑郁等措施解决。

4. 手术治疗　如梅尼埃病的内淋巴分流手术、前庭神经切断术或鼓室内注射庆大霉素。老年人应慎行前庭神经切断或鼓室内注射庆大霉素治疗，否则术后易出现前庭代偿不良。

七、前庭性偏头痛

（一）前庭性偏头痛的定义

前庭性偏头痛（vestibular migraine，VM）是一种常见的与偏头痛有关的中枢性、发作性前庭综合征。前庭症状和偏头痛之间存在因果关系，主要是基于流行病学、眩晕发作期间和发作间期存在前庭检查异常。既往也曾称为偏头痛相关的眩晕/头晕（migraine-associated vertigo/dizziness）、偏头痛性眩晕（migrainous vertigo）和偏头痛相关的前庭病（migraine-related vestibulopathy）等。

（二）前庭性偏头痛的临床表现

前庭性偏头痛的临床过程和表现多变，前庭性偏头痛的临床表现在不同患者之间、同一患者的不同时间发作之间差异都很大。

1. 前庭症状

（1）最常见的前庭症状是自发性的发作性眩晕（约占67%）和位置性眩晕（约占24%）。最初的眩晕类型也可转变为另一种形式的眩晕，如位置性眩晕或步态失调。此外，每次发作的前庭症状也可能不同，这也是前庭性偏头痛与其他眩晕症区分的关键特征之一，如BPPV或梅尼埃病很少出现一种以上类型的眩晕。其他前庭表现包括姿势失衡、头动敏感（头部运动引发失衡、动感和恶心），以及视觉性眩晕。

（2）前庭症状的发作持续时间从数秒钟到数天不等。10%的患者报告发作持续数秒钟，30%发作数分钟；30%发作数小时；30%发作持续数天。大多数发作持续5min至72h。症状停止后患者可能需要更长的时间才能恢复。

2. 偏头痛症状　约30%的患者眩晕发作时没有头痛，但发作时至少50%伴有偏头痛的其他典型特征，如视觉先兆、畏光和畏声、恐惧或运动加重。约25%的患者眩晕和头痛相伴。在许多情况下，患者会体验到前庭性偏头痛发作时偏头痛变钝的症状。在前庭症状发作间隙，患者可能仍然会经历完整的偏头痛发作，或者偏头痛强度可能在数年内降低。

3. 触发因素和其他症状

（1）前庭性偏头痛发作的触发因素包括压力、体力消耗、睡眠不规律、特定食物、脱水、激素变化和强烈的感官刺激等。

（2）高达 52% 的患者可有听觉症状，如听力损失、耳鸣和耳闷胀感。前庭性偏头痛的听力损失通常轻微、短暂。约 18% 的前庭性偏头痛患者发展为双侧感觉神经性听力损失，呈下降趋势。前庭性偏头痛的双侧高频听力损失与梅尼埃病单侧低频听力损失不符。

（3）前庭性偏头痛易并发情感障碍、焦虑和功能性眩晕。

（三）前庭性偏头痛的诊断标准

1. 前庭性偏头痛的诊断标准

（1）至少 5 次发作的中度或重度前庭症状，持续 5min 至 72h。

（2）无先兆偏头痛或有先兆偏头痛的现病史或既往史［依据国际头痛疾病分类第 3 版（ICHD-3）诊断标准］。

（3）至少 50% 的前庭发作与以下 3 项中的至少 1 项相关。

1）头痛至少符合以下 4 项中的 2 项：①单侧；②搏动性；③中度或重度头痛；④中度或重度头痛；⑤日常体力活动加重头痛。

2）畏声和畏光。

3）视觉先兆。

（4）不能用 ICHD-3 的其他诊断或其他前庭障碍更好地解释。

2. 可能的前庭性偏头痛的诊断标准

（1）至少 5 次中度或重度前庭症状发作，持续 5min 至 72h。

（2）只满足前庭性偏头痛诊断标准中（2）和（3）其中一项。

（3）不能用 ICHD-3 的其他诊断或其他前庭障碍更好地解释。

（四）前庭性偏头痛的治疗原则

1. 非药物治疗　改善生活方式，适当锻炼，放松心情，保持良好的睡眠习惯，避免劳累及摄入红酒、谷氨酸钠、巧克力、奶酪等食物可有效预防前庭性偏头痛复发。

2. 急性发作期对症治疗

（1）曲坦类为中度到重度头痛最主要的对症治疗药物，给药途径有口服、经鼻、肌内注射和栓剂纳肛。曲坦类可引起血管收缩，对伴缺血性心脏病、高血压、心脑血管疾病的患者及孕妇会产生不良影响。

（2）非甾体抗炎药（NSAID）和激素。

（3）抗晕可选前庭神经抑制剂，如异丙嗪、茶苯海明等，可镇静、催眠、止吐和抗眩晕。

3. 预防性药物治疗 对于每月发作 3 次或更多次、发作时影响正常生活、对症治疗无效的前庭性偏头痛患者，推荐预防性治疗。预防前庭性偏头痛发作的药物有 β 受体阻滞剂、钙通道阻滞剂、抗抑郁药、抗焦虑药及其他药物等。

4. 前庭康复治疗 前庭康复治疗对前庭性偏头痛患者有益，尤其是病情严重者。主要针对运动病和运动敏感等。

八、儿童前庭性偏头痛、可能的儿童前庭性偏头痛和儿童复发性眩晕

（一）儿童前庭性偏头痛、可能的儿童前庭性偏头痛和儿童复发性眩晕的定义

儿童中最常见的眩晕表现为反复发作的自发性眩晕，发作时常伴有呕吐、面色苍白、恐惧、姿势不平衡、共济失调和（或）眼震。以往诊断为儿童良性阵发性眩晕（benign paroxysmal vertigo of childhood，BPVC）和前庭性偏头痛。Bárány 协会国际前庭疾病分类委员会建议用儿童前庭性偏头痛（vestibular migraine of childhood，VMC）、可能的儿童前庭性偏头痛（probable vestibular migraine of childhood，pVMC）和儿童复发性眩晕（recurrent vertigo of childhood，RVC）三个诊断细分并替代 BPVC。

（二）儿童前庭性偏头痛、可能的儿童前庭性偏头痛和儿童复发性眩晕的临床表现

1. VMC 和 pVMC 的临床表现

（1）前庭症状，儿童比成人更难准确描述。可以根据监护人观察到的反复发作的不稳症状推断，年龄大一些的儿童可以描述眩晕/头晕。前庭症状多为自发性，不伴有意识丧失，可能有恶心、呕吐和（或）面色苍白。

（2）前庭症状、偏头痛症状与成人 VM 类似。

2. RVC 的临床表现

（1）发作性眩晕，站立不稳,持续数分钟至数小时(≥ 1min, ≤ 72h)。

（2）可能会出现恶心、呕吐、发汗和面色苍白。

（3）眩晕发作通常始于 4 岁之前，1 个月最多出现数次。可在整个童年期间复发，或者自发缓解，或者持续到成年。发作次数逐渐减少，7～8 岁后大多很少发作。

（4）发作后，患儿通常能够回到正常活动中，没有任何不良影响。

（5）发作期间听力正常。

（6）长期随访发现，BPVC 患者大多最终出现典型的偏头痛有关的症状。

（三）儿童前庭性偏头痛、可能的儿童前庭性偏头痛和儿童复发性眩晕的诊断标准

1. VMC 的诊断标准

（1）至少 5 次中度或重度前庭症状发作，持续时间 5min 至 72h。

（2）目前或既往有伴或不伴先兆的偏头痛病史。

（3）至少 50% 的前庭症状发作时伴有下列至少 1 项偏头痛样症状：

1）头痛，至少具备 2 项下述特征：①单侧；②搏动性；③中度或重度疼痛；④日常体力活动加重头痛。

2）畏光和畏声。

3）视觉先兆。

（4）年龄＜18 岁。

（5）不能由另一种头痛疾病、前庭疾病或其他疾病更好地解释。

2. pVMC 的诊断标准

（1）至少 3 次中度或重度前庭症状发作，持续时间 5min 至 72h。

（2）符合 VMC 诊断标准的（2）和（3）中的 1 项。

（3）年龄＜18 岁。

（4）不能由另一种头痛疾病、前庭疾病或其他疾病更好地解释。

3. RVC 的诊断标准

（1）至少 3 次中度或重度前庭症状发作，持续 1min 至 72h。

（2）不符合 VMC 诊断标准中的（2）和（3）。

（3）年龄＜18 岁。

（4）不能由另一种头痛疾病、前庭疾病或其他疾病更好地解释。

（四）儿童前庭性偏头痛、可能的儿童前庭性偏头痛和儿童复发性眩晕的治疗原则

（1）避免诱发因素（饮食、压力、睡眠不足）。

（2）放松情绪。

（3）足够的体力活动（体育运动）。

（4）良性病程，很少需要预防性治疗；预防性治疗用于频繁或严重发作(跌倒)的病例。①天门冬氨酸镁，200～400mg/d；②普萘洛尔，1～2mg/（kg·d）；③琥珀酸美托洛尔，0.5～1mg/（kg·d）；④托吡酯，1～2mg/（kg·d）；⑤阿米替林，0.5～1mg/（kg·d）；⑥丙戊酸，10～20mg/（kg·d）；⑦左乙拉西坦，20～30mg/（kg·d）。

（5）频繁（≥3 次/月）和（或）严重发作（＞72h）时，应注意足够的液体摄入。

九、其他中枢性前庭综合征

（一）经典的中枢性前庭综合征

1. 外周前庭病的类似病变（假性前庭神经炎）　急性损伤累及第Ⅷ脑神经根进入区、前庭核或从前庭核到小脑小叶和蚓部的通路(小脑脚)，

则引发急性前庭综合征（AVS）。这种类型的 AVS 最初称为"假性前庭神经炎"，临床表现与单侧外周前庭病变类似。最常见的病变中心部位是小脑下脚、前庭内侧核和前庭上核、舌前下核，小脑上脚、小脑蚓部、小脑扁桃体和小叶及脑桥的神经根进入区。急性眩晕发作后患者未来 4 年的脑卒中风险比常人增加 3 倍。如果有其他血管风险因素，发生脑卒中的风险增加 5.5 倍。

2. 中枢性旋转性眩晕　持续的旋转性眩晕，伴自发性眼震和向特定方向跌倒主要与迷路和前庭神经的周围病变有关。前庭核和前庭小脑的病变较少发生旋转性眩晕。前庭核（即中脑、丘脑和皮质中心）水平以上的损伤引起的前庭综合征的眩晕通常表现为来回往复的动感、定向障碍及姿势不稳或静态性张力失衡[如眼球倾斜反应（ocula tilt reaction, OTR）]，仅在特殊情况下出现短暂的旋转性眩晕。

丘脑和皮质功能障碍不出现持续性旋转性眩晕，这是前庭核到皮质的前庭信号的神经元编码发生变化决定的。急性单侧前庭皮质损伤也很少发生短暂的旋转性眩晕。

3. OTR　旋转平面中的前庭张力性失衡表现为病理性眼-头联动，称为 OTR。OTR 的特征是头部倾斜、眼睛垂直偏斜、最下方的眼睛向头部偏斜、眼球旋转，以及主观垂直视觉偏斜。所有倾斜（感知和运动）都指向同一侧。当迷路的重力通路在脑桥交叉时，周围前庭和脑桥延髓病变向同侧偏斜，而脑桥头侧病变向对侧偏斜。

OTR 可在数天至数个月内逐渐恢复。通过物理治疗可促进中枢代偿恢复张力性失衡。

4. 丘脑失稳和侧倾　丘脑或大脑皮质的单侧前庭中枢病变表现为视觉垂直偏斜，但没有头偏斜和偏斜扭转。倾斜可向同侧或对侧。丘脑后外侧或中央内侧亚核的病变，可能会引起姿势不平衡和短暂的跌倒倾向，而无运动无力或感觉丧失，这种现象称为丘脑性站立不能。前庭核以下的延髓病变，冠状面（Roll 平面）上的张力不平衡可引起孤立性身体侧倾，没有相关的眼动体征或肢体共济失调，为下行的前庭脊髓外侧束受累所致；延髓背外侧病变（瓦伦贝格综合征），前庭内侧核或上核受累，可以出现侧倾及同侧 OTR 和短暂扭转性眼震。

可用前庭康复等物理疗法改善这些患者的姿势不平衡和步态不稳

等情况。

（二）高级前庭功能障碍的定义与分类

高级前庭功能障碍（disorder of higher vestibular function）指除了经典的中枢前庭功能和功能障碍以外的"高级"功能，特指在大脑皮质水平与海马和边缘系统内认知功能中前庭网络的功能整合，包括多感官运动感知、注意力、空间记忆和导航功能。高级前庭功能障碍的特征表现为复杂的感觉、感觉运动和行为障碍，而非头部加速度或运动 VOR 或 VSR 的基本感知觉。高级前庭功能障碍的治疗原则为识别病因，并对因治疗。高级前庭功能障碍常见疾病如下：

1. 推动器综合征（pusher syndrome） 常见于累及后岛叶和丘脑的急性梗死，该综合征的特征是患者倾向用完整侧的手臂和下肢主动将身体推向偏瘫侧（即对侧）；推动器综合征和半侧空间忽略通常由右利手的右侧病变引起，是前庭半球优势的佐证。

2. 房间倾斜错觉（room tilt illusion） 是视觉环境的阵发性 180°或 90°倾斜，可持续数秒钟至数分钟，很少持续数小时。开始为旋转感，快速恢复或逐渐恢复正常位置。它由前庭-视觉系统相互作用的功能障碍引起，导致视觉和前庭垂直感知之间不匹配；多为皮质下前庭病变，通常为脑干或外周病变，但表现为视觉症状。

3. 偏侧空间忽略（hemispatial neglect） 偏侧忽略症（hemineglect）是指脑损伤患者无法意识到或不留意病灶对侧空间内的事物，不对该空间的事物做出定向、反应、加工。右颞顶急性损伤通常为右颞上皮质和脑岛损伤，患者可出现对侧偏侧视野中视觉刺激感知受损。偏侧空间忽略患者视野完整，但因将其空间注意力和相应的头-眼动引向同侧视野，出现忽略所有来自对侧视野的刺激的现象。

4. 双侧前庭病（bilateral vestibulopathy，BVP） 主要指 BVP 影响空间定向、空间记忆和导航功能。双侧前庭损失是一种明确定义的迷路或前庭神经的外周性疾病。因缺乏前庭输入，导致认知受损，表现为空间记忆、定向和导航功能异常的高级前庭症状。

5. 地形失认症（topographagnosia，或称地形定向障碍） 指无法确定周围环境的方向。大多数病例与左侧视野缺损有关。导致地形失认证的损伤通常位于右侧颞叶或枕叶。右侧海马或海马旁损伤也可能导致地形失认症，不能访问已获得的环境信息。地形失认症可分为 4 型：①以自我为中心的定向障碍（不能代表与自己相关的物体的位置）；②航向定向障碍（不能从地标获得方向信息）；③地标失认症（识别和使用地标导航困难）；④顺行性定向障碍（导航缺陷限于新环境）。

第二节 其他前庭综合征

一、血流动力性直立性头晕/眩晕

（一）血流动力性直立性头晕/眩晕的定义

血流动力性直立性头晕/眩晕（hemodynamic orthostatic dizziness/vertigo，HOD/V）是指起身过程中出现的头晕/眩晕，特指从坐位到站位，或者从卧位到坐位/站位出现的头晕/眩晕。

（二）血流动力性直立性头晕/眩晕的临床表现

（1）从卧位或坐位快速变成站位后出现短暂头晕。

（2）长时间站在烈日下出现心悸、晕倒。

（3）伴随症状：①如面色苍白、流涎、恶心、腹部不适、呻吟、叹息和过度换气。②下肢或全身乏力。③认知障碍。老年人可出现认知困难，影响思考能力和注意力。④视物模糊也很常见，偶见管状视野。

（三）血流动力性直立性头晕/眩晕的诊断标准

1. HOD/V 的诊断标准

（1）至少出现一次起立过程（从卧位到坐位/站位或从坐位到站位）或站立状态触发的头晕/眩晕或不稳，坐下或躺下后症状消失。

（2）站立或倾斜试验中记录到直立性低血压（OH）、体位性心动过速综合征（POTS）或晕厥。

（3）不能用其他疾病更好地解释。

2. 可能的 HOD/V 的诊断标准

（1）至少出现 5 次起立过程（从卧位到坐位/站位或从坐位到站位）

或站立状态触发的头晕/眩晕或不稳，坐下或躺下后症状消失。

（2）至少有一项下述伴随症状：全身乏力/疲乏，思考或集中注意力困难，视物模糊，心动过速/心悸。

（3）不能用其他疾病更好地解释。

（四）血流动力性直立性头晕/眩晕的治疗原则

HOD/V 的治疗干预取决于自主神经功能障碍的模式和严重程度。直立性低血压是交感神经肾上腺素能衰竭的主要表现，是自主神经衰竭最严重的症状。

1. 患者教育和一般处理　患者教育是直立性低血压管理的基石。在药物干预之前，可增加液体和氯化钠的摄入，增加血浆容量。

2. 药物治疗

（1）静脉补液增加血浆容量。

（2）氟氢可的松或联合拟交感神经药物（米多君，可转化为选择性 α_1 受体激动剂地格列米多君，用于治疗神经源性直立性低血压）治疗。

（3）屈昔多巴，为合成去甲肾上腺素的前体药，治疗神经源性直立性低血压。可改善直立不耐受的直立性头晕/眩晕（OD/OV）症状，使收缩压持续升高。

二、登陆综合征

（一）登陆综合征的定义

登陆综合征（Mal de Débarquement syndrome，MdDS）是长时间乘船、飞机及汽车等，暴露于运动刺激之后发生的一种以摇摆性眩晕为特征性表现的前庭疾病。

（二）登陆综合征的临床表现

（1）一般以长时间暴露于被动运动刺激（如海上航行）之后诱发摇摆感为主要特征。

（2）症状可为前后摇摆感、上下起伏感、左右摇摆或呈混合性，摇摆方向也可随时间发生变化。

（3）眩晕症状呈持续性或每天的大部分时间存在。

（4）其他可能的伴随症状：空间定向障碍、认知迟缓、疲劳、视动不耐受、畏声、畏光、头痛、焦虑等。

（三）登陆综合征的诊断标准

（1）表现为以摇摆感（前后摇摆、上下起伏或左右摇摆）为特征的非旋转性眩晕症状，病程呈持续性或每天大部分时间都有症状。

（2）症状在被动运动刺激暴露结束后 48h 内出现。

（3）再次暴露于被动运动刺激（如驾车）时症状可暂时缓解。

（4）症状持续时间＞48h。

1）演变中的 MdDS：症状持续＞48h，观察期未满 1 个月。

2）暂时性 MdDS：≤1 个月时症状缓解，观察期≥1 个月。

3）持续性 MdDS：症状持续＞1 个月。

（5）症状无法以其他疾病更好地解释。

（四）登陆综合征的治疗与预防

1. 一般性干预　充足的睡眠、健康的饮食、充足的户外运动、压力管理，以及避免处于过度刺激的环境。

2. 药物治疗

（1）镇静剂：苯二氮䓬类药物，经常用于 MdDS 患者，并已证明可以减轻一些患者的症状。苯二氮䓬类药物（氯硝西泮通常有较长的作用持续时间）可以降低振荡感觉的强度。

（2）抗焦虑-抑郁药：给予选择性 5-羟色胺再摄取抑制剂（selective serotonin reuptake inhibitor，SSRI）/5-羟色胺和去甲肾上腺素再摄取抑制剂（serotonin-norepinephrine reuptake inhibitor，SNRI）治疗。

（3）预防性偏头痛药物治疗：对于前庭性偏头痛患者的 MdDS，可给予维拉帕米、去甲替林和托吡酯等药物治疗。

3. 电生理治疗　重复经颅磁刺激（repetitive transcranial magnetic stimulation，rTMS）和前庭眼动反射（vestibulo-ocular reflex，VOR）再适应治疗，但不是治愈性方法。

4. 预防　因 MdDS 的症状可因旅行加重，可在旅行前、旅行中和旅行后充分休息，以最大限度地减少症状发作。也可在旅行前 30min 试服小剂量地西泮（1~2mg），有助于预防运动后 MdDS 症状加重。

三、运动病与运动病障碍

（一）运动病与运动病障碍的定义

运动病（motion sickness）是一种正常的生理反应，几乎所有人都可能发生；在某些情况下，运动病的易感性和严重性达到一定的程度，称为运动病障碍（motion sickness disorder，MSD）。运动病障碍可能是由头部运动或视野运动引起的。每个人对每种运动刺激类型的易感性可能不同。

（二）运动病与运动病障碍的症状

（1）在运动刺激中发病

1）可由多种物理运动刺激触发（可对所有类型的运动高度易感，也可只对其中一种类型易感）一系列症状。典型的运动刺激有乘坐水上、空中、陆地的各种交通工具，进入娱乐设施游玩，进入低频摇晃的建筑物，实验室中的前庭刺激及太空飞行中进入轨道和返回地面等。

2）视动刺激如虚拟现实设施、模拟器、电影、电脑显示屏、移动录像、手机显示屏，或者在行走或骑行中看手机也可诱发。

（2）可出现头晕和眩晕。

（3）胃肠不适通常是运动病的早期表现，可能涉及食管或胃上部。恶心或轻或重，严重时可出现呕吐。呕吐常发生在出现症状后 60min 内。

（4）可伴面色苍白、出冷汗等自主神经症状。面色苍白、出冷汗与周围温度无关，面色苍白通常在呕吐前出现。

（5）可出现觉醒状态改变，表现为疲劳和嗜睡、意识模糊等。

（三）运动病与运动病障碍的诊断标准

1. 运动病和视觉诱发的运动病诊断标准

（1）由被动或主动头部运动触发的以下一个或多个症状：①恶心；②胃部不适；③出汗；④头晕；⑤嗜睡。

（2）在运动暴露期间出现一个或多个症状。

（3）症状是逐渐出现的。

（4）停止运动后，症状最终会消失。

（5）不能被其他疾病或紊乱更好地解释。

2. 运动病障碍的诊断标准

（1）由同类运动刺激引发的运动病反复发作。

1）可能的运动病障碍：2～4 次发作。

2）确定运动病障碍：发作≥5 次。

（2）症状确实是由同一类运动刺激引发的。

（3）重复暴露于同一类运动刺激后，症状没有显著减轻。

（4）症状会导致以下一种或多种行为反应：

1）活动改变可以中止疾病症状。

2）避免引发疾病的运动刺激。

3）暴露于运动刺激物前的消极预期情绪。

（5）不能被其他疾病或紊乱更好地解释。

3. 视觉诱发的运动病障碍（visually induced motion sickness disorder, VIMSD）**的诊断标准**

（1）由同类视觉运动刺激引发的运动病障碍反复发作。

1）可能的 VIMSD：2～4 次发作。

2）明确的 VIMSD：发作≥5 次。

（2）症状可由相同类别的视觉运动刺激触发。

（3）重复暴露于相同类别的视觉运动刺激后，症状没有显著减轻。

（4）症状会导致以下一种或多种行为反应：

1）活动改变，中止疾病症状。

2）避免引发疾病的视觉运动刺激。

3）暴露于视觉运动刺激前的消极预期情绪。

（5）不能被其他疾病或紊乱更好地解释。

（四）运动病与运动病障碍的治疗

1. 行为学治疗

（1）习服，此为长期的行为学处理方法，通常称为"运动病脱敏"，成功率超过 85%，耗时长，持续数周。习服本身通常是刺激特异性的，如对汽车旅行的耐受性可能无法预防晕船。

（2）短期行为调整，如改变身体姿势（头部和躯干与重力垂线对齐、减少头部运动）和视觉注意力（观看外部的景物）。

2. 药物治疗

（1）目前抗运动病的大多数药物已经应用 40 多年，可分为抗毒蕈碱药（如东莨菪碱）、H_1 受体拮抗剂（如茶苯海明）和拟交感神经药（如苯丙胺）等。所有的抗运动病药物都会产生副作用，其中以嗜睡最常见。东莨菪碱（经皮给药）或钙通道阻滞剂桂利嗪的镇静作用明显弱于其他药物。

（2）给药途径：药物胃内滞留会影响口服药的吸收，肌内注射可克服吸收慢、胃内滞留或呕吐等问题。经皮给药的优点是作用可达 72h，并可以减少副作用。

第三节　继发于前庭疾病的行为心理障碍

一、概　　述

前庭功能障碍是继发性精神障碍的危险因素，据此提出了躯体心理假说（somato-psychic hypothesis）。根据这一假说，躯体-心理效应被视为器质性疾病或症状对患者个体精神的病理影响，结构性疾病痊愈后，眩晕症状仍持续存在。反之，精神障碍患者也经常出现眩晕，其为精神疾病的伴随症状。前庭刺激和情绪反应处理系统之间的神经解剖学联系可以解释临床上结构性和精神性疾病高度共存和共病。但精神疾病的发病率与前庭功能损伤的程度关系并不大，而与疾病复发、相对难以控制有关，如在前庭性偏头痛、梅尼埃病和原发性精神性眩晕患者中，精神疾病发病率显著增加。

眩晕/头晕的继发精神疾病包括焦虑、创伤性应激、强迫症和抑郁等，其中以焦虑/惊恐、躯体形式障碍和情感障碍常见，特别是焦虑/惊恐。不同的结构性前庭疾病中，精神性疾病患病率不同，据不完全统计，前庭性偏头痛为 35%～50%、前庭阵发症为 32.6%～51%、前庭神经炎/单侧前庭病为 37%、梅尼埃病为 25.9%，以及双侧前庭病为 17.2%～24%。在普通人群中，精神疾病的患病率约为 20%。双侧外周前庭功能丧失患者与眩晕相关的焦虑和精神疾病共病率都较低。前庭性偏头痛、前庭阵发症或梅尼埃病患者经常受到焦虑/恐惧障碍的影响，可能是因为眩晕/头晕发作不易控制。

前庭疾病和精神疾病之间存在双向关系。前庭疾病患者比普通人群的抑郁、焦虑和惊恐发生率高。而焦虑、惊恐、抑郁和强迫症等精神疾病出现眩晕/头晕的风险也更高。与没有精神疾病共病的患者相比，有精神疾病的眩晕患者严重的功能障碍更多见，包括更多的眩晕相关症状，更强的自主觉醒状态，更多的抑郁、焦虑和躯体化症状。临床迫切需要进一步了解精神疾病共病的风险因素，并对这些患者进行早期、有效的评估和治疗。

二、继发于前庭疾病的行为心理障碍解剖与生理基础

眩晕/头晕和焦虑之间的联系可以通过前庭系统和神经元通路之间的神经解剖学联系解释，这些神经通路涉及焦虑/惊恐的调节。前庭和小脑与焦虑/惊恐的大脑结构相关联，涉及丘脑和下丘脑网络，是感觉运动、行为、情感等高级前庭认知和内脏功能相互协调的结构基础。除了情绪和前庭系统连接的基本回路（通过臂旁核网络及其连接），后顶叶大脑皮质是焦虑的优势皮质。大脑的不同水平之间都有前庭和情绪系统的密切互动。介导自主神经控制、前庭-自主神经系统相互作用、焦虑和平衡控制的通路是一个包括臂旁核网络及其与中央杏仁核、边缘下皮质、岛叶皮质及下丘脑相互联系的神经回路。但焦虑和前庭系统结构之间的具体功能联系尚不明确。

三、前庭功能与情绪状态的关系

前庭与情绪之间的作用是双向的。一方面，前庭刺激可以调节情绪

状态、情绪控制和焦虑水平，证据如下：①前庭无创性电刺激可降低健康年轻人的焦虑水平。②秋千运动产生的适度前庭刺激可缓解压力，可以缓解女性经前期综合征的症状。③刺激前庭系统可以改善睡眠。此外，前庭刺激可以改变情绪；前庭刺激对情绪的影响不都是负面的，也可能有益。另一方面，焦虑和抑郁可以影响前庭反应，改变冷热反应的持续时间、优势偏向的严重程度和 VOR 的慢相速度。

外周前庭系统功能对焦虑的形成很重要，前庭障碍对焦虑的影响取决于前庭功能是增强（急性兴奋或急性前庭张力性失衡）还是减弱（慢性前庭功能丧失）。阵发性兴奋性增加导致的前庭障碍可见于前庭性偏头痛和前庭阵发症。总体而言，发作性前庭综合征和慢性功能性眩晕的焦虑和情感障碍的精神疾病共病率增加，焦虑发生率高；前庭功能丧失者焦虑行为减少。慢性单、双侧外周前庭功能丧失者与眩晕相关的焦虑和精神疾病共病率都较低。

四、前庭疾病引发精神疾病的原因与临床特征

（一）前庭疾病影响行为心理的成因

前庭疾病对行为心理的影响有两个基本的假设。

假设一：发作性前庭综合征患者可因意外经历强烈和反复的眩晕，成为特殊的负担，使特定的精神疾病共病在某些前庭疾病患者中更普遍。前庭性偏头痛、前庭阵发症和梅尼埃病最常见的精神疾病是惊恐。

假设二：患者认为眩晕/头晕发作和强度无法控制，引发焦虑和惊恐相关的认知，出现预期焦虑、担心和恐惧的想法，引起回避行为和焦虑。

焦虑影响前庭疾病患者的行为，身体姿势通常表现为肌肉骨骼系统僵硬，腿部和颈部对抗重力肌肉的共同收缩增加，行走谨慎、缓慢，双足间距加大。患者眩晕发作加重焦虑症状，造成恶性循环，焦虑加重眩晕，眩晕加重焦虑。神经耳科疾病与精神疾病之间的相互作用参见图 2-3-1。

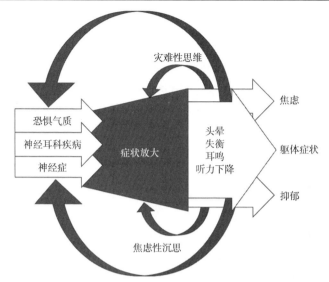

图 2-3-1　神经耳科疾病的医学-心理学相互作用模型

该模型强调诱发-激发-持续性慢性头晕与焦虑和抑郁共病的易感气质及生物心理功能

（二）精神性眩晕/头晕的临床特征

1. 回避行为　焦虑/惊恐和前庭障碍的患者经常表现出回避行为，在特定环境中出现头晕、空间定向障碍和焦虑。

2. 视觉依赖　视觉依赖性增加（即优先使用视觉进行空间定向和姿势控制），同时伴身体摇摆增加。

3. 平衡障碍　前庭障碍患者和焦虑/惊恐患者的身体摇摆都有增加，但有区别。前庭障碍者身体摇摆在更困难的平衡任务中增加；惊恐患者的平衡任务越困难，平衡表现越好。因此，惊恐的"不稳定性"是姿势策略异常，而非姿势能力下降。

五、继发于前庭疾病的行为心理障碍

（一）前庭性偏头痛（VM）与相关行为心理障碍

VM 患者经历反复、意外的、强烈的眩晕发作，不可预测，易诱发行为心理障碍。发生率约为 61%。

（1）VM 可见的精神疾病包括焦虑、抑郁、广场恐惧症、躯体形式障碍等。

（2）偏头痛、焦虑和平衡障碍这三种重叠存在的疾病命名为偏头痛-焦虑相关的眩晕（migraine-related dizziness，MARD），参见图 2-3-2。三种表现在不同的个体、不同的时间会有侧重。偏头痛、平衡障碍与焦虑共病，表现为平衡障碍-偏头痛-焦虑综合征，不同的患者表现可不同，共患疾病对治疗的反应相似。共病与治疗方法交叉的三种机制如下。

1）三叉神经、前庭螺旋神经节细胞中 5-羟色胺等受体表达相似，与初级传入水平治疗效果一致。

2）内耳、脑膜和外周组织中蛋白质外渗及三叉神经中枢和前庭通路的激活表现类似，可以解释偏头痛、前庭障碍和听觉敏感或耳鸣共病。偏头痛和耳蜗-前庭症状有共同的外周机制，减少外渗的治疗结果相似。

3）前庭和伤害感受为平行的通路，通过臂旁核和丘脑到杏仁核和大脑皮质，其内脏感受舒适度的中枢表征一致，并影响情绪控制。

（3）诊治原则：①焦虑和抑郁的筛查是 VM 患者医学评估的重要组成部分；②治疗需要综合考虑焦虑和偏头痛，见图 2-3-3。

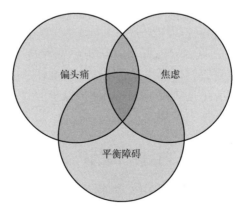

图 2-3-2　偏头痛、焦虑和平衡障碍之间的维恩图

中间部分表示三种疾病的相互联系，代表一种假设的新疾病——偏头痛-焦虑相关的眩晕

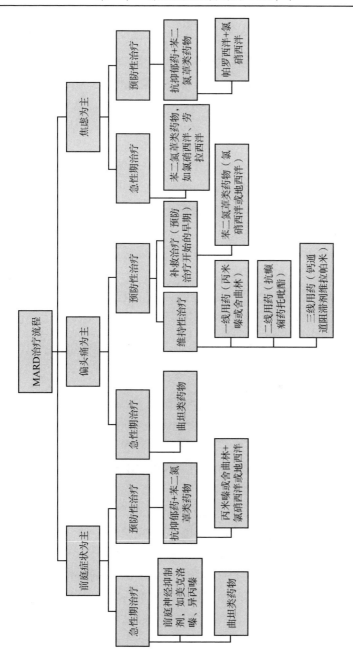

图2-3-3 偏头痛-焦虑相关的眩晕（MARD）治疗流程

（二）梅尼埃病（MD）与相关行为心理障碍

（1）MD 继发的精神疾病包括焦虑、抑郁。MD 患者的抑郁和焦虑发生率较高，并发精神疾病者生活质量较普通人群差。MD 活动期，70%的患者可有明显的抑郁症状；静止期，32%的患者也有明显的抑郁症状，而普通内科门诊患者有抑郁症状者占 9%。总体上，MD 精神心理异常约占 48%。

（2）MD 精神疾病高发的原因

1）与 MD 发作有关：焦虑和抑郁的发生率与 MD 的持续时间和发作次数成正比，与神经耳科的客观指标无关。

2）与 MD 患者的个性气质有关：神经质水平高的患者心理压力更大，其躯体症状更严重，更易关注疾病；特质焦虑水平较高的个体低频听力损失不断加重的可能性更大。

3）外部的生活事件、生活方式均不影响病程。

（3）诊治原则：MD 患者精神疾病筛查与干预，参见对应的精神疾病章节。

（三）偏头痛-焦虑相关行为心理障碍

（1）VM 患者继发的精神疾病主要为焦虑。

（2）VM 患者精神疾病的特点：VM 急性期，前庭症状危重，患者有高度焦虑。VM 慢性期，焦虑的发生率与普通人群相似。单侧前庭功能丧失不增加精神疾病共病和眩晕相关的焦虑水平。

（3）精神疾病对 VM 的影响

1）焦虑对 VM 患者的前庭康复进程的影响是负面的。VM 患者如果出现广泛性焦虑，姿势稳定性差，闭眼时姿势摆动更大；在向病变侧移动的视动刺激下，姿势摆动加大。

2）VM 急性期后存在的持续性眩晕，大多数不是前庭功能未代偿的结果，而是高水平的状态焦虑和对眩晕的灾难性想法所致。

（4）诊治原则：VM 急性期后续存的持续性眩晕需要进行相关精神疾病的筛查与干预，参见相关章节。

（四）良性阵发性位置性眩晕（BPPV）与相关行为心理障碍

（1）BPPV患者可见的精神疾病包括焦虑和（或）抑郁、情感障碍。

1）焦虑和（或）抑郁、情感障碍与BPPV之间的关系是双向的。

2）残余眩晕在BPPV患者中更为常见，大约一半的BPPV患者复位后可见残余眩晕，焦虑是高危因素之一，也可能是压力事件引起的躯体形式障碍。

3）焦虑、抑郁可降低BPPV手法复位的疗效，更易复发。

4）焦虑、抑郁影响平衡障碍恢复，头晕慢性化，增加继发PPPD的风险。

（2）焦虑和（或）抑郁与BPPV交互影响可能的机制。

1）神经炎症在BPPV的病理生理中起着关键作用，BPPV发作期抗氧化参数（如总抗氧化能力和对氧磷酶水平）降低。情绪障碍中，促炎性细胞因子[如白细胞介素-1β、白细胞介素-6和肿瘤坏死因子（TNF）-α]参与氧化应激和神经炎症反应，诱导内皮细胞氧化应激，血管反复痉挛，导致耳石脱落。

2）诱导下丘脑-垂体-肾上腺轴功能失调，导致皮质醇水平增加，生长激素和性腺激素减少等神经内分泌功能障碍，从而影响骨吸收并增加骨质疏松症的风险。

3）5-羟色胺功能障碍：5-羟色胺缺乏可影响神经元的电生理活性，导致前庭神经核功能障碍。

4）免疫系统失调：抑郁引起免疫系统功能失调，可直接或间接导致前庭功能异常、耳石脱落。

5）心境障碍、人格障碍等精神疾病使应激相关激素增加，影响内耳血流和内淋巴平衡。

（3）诊治原则：焦虑和（或）抑郁的BPPV患者，应行精神疾病筛查与干预。此外，这类患者需要更多的健康教育和情感支持。

（五）前庭阵发症与相关行为心理障碍

（1）根据现有的临床资料，VP与VM、MD类似，焦虑易感性很高，据不完全统计，约占56%。

（2）诊治原则：如果出现 VP 症状本身不应有的回避行为、视觉依赖和平衡障碍，应行精神疾病筛查和临床干预。

（六）双侧前庭病（BVP）与相关行为心理障碍

（1）双侧前庭功能丧失的患者继发焦虑/惊恐的概率低于 VP、VM 和 MD。

（2）BVP 的前庭功能丧失与精神疾病共病和眩晕相关焦虑无关。

1）BVP 患者易出现严重的平衡障碍、眩晕、头晕和振动幻视，但焦虑发生率低，较少出现与眩晕相关的焦虑。BVP 焦虑障碍和抑郁共病率不比普通人群高。

2）BVP 患者很少有跌倒恐惧的焦虑症状。尽管 BVP 患者跌倒恐惧的程度不高，甚至正常，但 BVP 患者跌倒发生率是增加的。

3）BVP 患者恐高的发生率与普通人群（28%）相似，但易感性低于其他结构性眩晕。

参 考 文 献

Agrawal Y, Van de Berg R, Wuyts F, et al, 2019. Presbyvestibulopathy: diagnostic criteria consensus document of the Classification Committee of the Bárány Society. J Vestib Res, 29（4）: 161-170.

Cha YH, Baloh RW, Cho C, et al, 2020. Mal de débarquement syndrome diagnostic criteria: consensus document of the Classification Committee of the Bárány Society. J Vestib Res, 30（5）: 285-293.

Cha YH, Golding JF, Keshavarz B, et al, 2021. Motion sickness diagnostic criteria: consensus document of the Classification Committee of the Bárány Society. J Vestib Res, 31（5）: 327-344.

Kim JS, Newman-Toker DE, Kerber KA, et al, 2022. Vascular vertigo and dizziness: diagnostic criteria. J Vestib Res, 32（3）: 205-222.

Lempert T, Olesen J, Furman J, et al, 2012. Vestibular migraine: diagnostic criteria. J Vestib Res, 22（4）: 167-172.

Lempert T, Olesen J, Furman J, et al, 2022. Vestibular migraine: diagnostic criteria1. J Vestib Res, 32（1）: 1-6.

Lopez-Escamez JA, Carey J, Chung WH, et al, 2015. Diagnostic criteria for Menière's disease. J Vestib Res, 25（1）: 1-7.

Staab JP, Eckhardt-Henn A, Horii A, et al, 2017. Diagnostic criteria for persistent postural-perceptual dizziness (PPPD): consensus document of the committee for the classification of vestibular disorders of the Bárány Society. J Vestib Res, 27 (4): 191-208.

Strupp M, Kim JS, Murofushi T, et al, 2017. Bilateral vestibulopathy: diagnostic criteria consensus document of the Classification Committee of the Bárány Society. J Vestib Res, 27 (4): 177-189.

Strupp M, Lopez-Escamez JA, Kim JS, et al, 2016. Vestibular paroxysmia: diagnostic criteria. J Vestib Res, 26 (5-6): 409-415.

van de Berg R, Widdershoven J, Bisdorff A, et al, 2021. Vestibular migraine of childhood and recurrent vertigo of childhood: diagnostic criteria consensus document of the committee for the classification of vestibular disorders of the Bárány Society and the International Headache Society. J Vestib Res, 31 (1): 1-9.

von Brevern M, Bertholon P, Brandt T, et al, 2015. Benign paroxysmal positional vertigo: diagnostic criteria. J Vestib Res, 25 (3-4): 105-117.

Ward BK, van de Berg R, van Rompaey V, et al, 2021. Superior semicircular canal dehiscence syndrome: diagnostic criteria consensus document of the committee for the classification of vestibular disorders of the Bárány Society. J Vestib Res, 31 (3): 131-141.

第三章 精神障碍及其前庭综合征

第一节 精 神 障 碍

大多数精神障碍的病因及病理机制尚未完全明确，又没有明确的躯体体征和诊断性的生物学检测指标，临床诊断主要依据临床症状或症状群的组合，诊断分类体系需依据兼顾病因病理分类与症状学分类相结合的原则。

详尽的病史资料及精神检查是诊断的重要依据，精神障碍的诊断思路一般采用症状—综合征—疾病诊断的路径（图 3-1-1），首先从临床表现识别并确认症状，在此基础上通过症状组合特征构筑综合征，并根据综合征的特征及疾病动态发生发展趋势提出疾病分类学诊断假设，并进行鉴别诊断。除了以症状为主线的诊断思路外，还需要结合患者生物学和社会心理特征进行综合判断，最后形成结论性诊断。因此，精神障碍的识别和诊断需要医生对每一个精神症状的表现有清晰的认识，能够通过精神检查澄清症状并做出鉴别，也需要医生掌握综合征和精神疾病的特征，才能通过分析鉴别做出最终诊断。前庭疾病可能伴随焦虑、抑郁等精神症状，精神疾病也可能出现头晕、眩晕等前庭症状，本章列出相关疾病的临床特点及诊疗原则供参考。

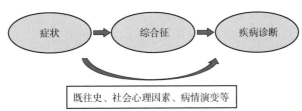

图 3-1-1 精神障碍的诊断思路：症状—综合征—疾病诊断

从明确症状出发，到构筑关联症状的综合征，再由综合征形成疾病分类学的假设诊断及鉴别诊断，确定最终的疾病诊断

一、脑器质性精神障碍

（一）定义

脑器质性精神障碍（organic mental disorder）是一类由脑部感染、变性、血管病、外伤、肿瘤等病变引起的精神障碍，除表现为相应神经系统病理损害特征外，常常伴随精神行为异常表现。某些严重躯体疾病也可影响中枢神经系统功能，出现继发精神活动异常表现。

（二）特征性临床表现

由于不同神经系统疾病的病理损害特征和临床表现不同，所呈现的精神障碍的表现形式有差异，也存在一些共性，常见如下：

1. 谵妄　以意识和注意障碍为核心表现，伴随多种认知功能损害并有知觉、情感行为异常，多发生在急性脑功能损害的基础上，通常急性起病，呈波动性病程。可以表现为时间、地点、人物的定向障碍，注意力不集中，记忆力损害，生动形象的幻觉，片段多变的妄想，不稳定的情绪变化，以及兴奋不安的行为。也有部分患者可以表现为意识清晰程度下降、淡漠和行为抑制。

2. 认知功能损害　单一或多个认知功能受损，除上述谵妄可由急性病因引起，多数是慢性损害造成的，病理损害持续存在可以进展为痴呆。可以有记忆力下降、空间辨识不良、言语表达和理解判断障碍，以及执行功能障碍等表现。

3. 器质性情感障碍　情感活动因受病理损害影响可以表现为淡漠、焦虑、抑郁、脆弱、幼稚、兴奋等，突出特点是稳定性差，情感体验不深刻，对体验的叙述可能不清晰。

4. 器质性思维行为障碍　可有错觉、幻觉，也可有多疑敏感，因此会出现一些行为改变，如被动、敌对、易激惹等，也可出现难以理解的冲动攻击行为。

5. 器质性人格改变　人格是一个人长期形成的相对固定的思维行为模式，在持续病理损害基础上，患者可以发生人格特征的改变，如原本宽容随和的人变得非常执着甚至偏执、易激惹，而且难以纠正，造成严重的社会功能损害。

6. 伴随的前庭症状特点　器质性脑功能损害可以伴随多种前庭症状，症状相对持续、固定，除头晕、眩晕外还有其他表现，与原发疾病的症状表现一致，与心理因素关联不大。

（三）诊断要点

（1）有躯体、神经系统及实验室检查证据。

（2）有脑病、脑损伤，或可引起脑功能障碍的躯体疾病，并至少有下列1项：①智力损害综合征；②遗忘综合征；③人格改变；④意识障碍；⑤精神病性症状（如幻觉、妄想、紧张综合征等）；⑥情感障碍综合征（如躁狂综合征、抑郁综合征等）；⑦解离（转换）综合征；⑧神经症样综合征（如焦虑综合征、情感脆弱综合征等）。

（3）日常生活或社会功能受损。

（4）精神障碍的发生、发展及病程与原发器质性疾病相关。

（5）缺乏精神障碍由其他原因（如精神活性物质）引起的足够证据。

（四）治疗原则

1. 病因治疗　无论是谵妄还是其他脑及躯体疾病所致的精神障碍，这类疾病因其器质性病理损害基础而发生，首要原则是原发病的治疗，通常与原发病伴发的精神症状呈同消同长。同时要关注原发病治疗药物的影响。

2. 对症处理　如果伴随的精神症状造成较突出的治疗康复和照料困难，或给患者带来痛苦，建议根据其症状特征酌情选择抗抑郁、抗焦虑、催眠镇静及抗精神病药物对症处理，通常无须多种药物长期持续使用。

二、精神分裂症

（一）定义

精神分裂症（schizophrenia）是最为常见的以精神病性症状为突出表现的一类重性精神障碍。病因未明，多起病于青壮年，常有知觉、思维、情感和行为等方面的障碍，以精神活动的不协调为特征，一般无意识和智力障碍。精神分裂症分为偏执型、青春型、单纯型等，表现略有差异。

（二）特征性临床表现

1. 思维障碍 是精神分裂症的核心特征之一，导致患者出现认知、情感、意志和行为等精神活动的不协调，与现实脱节。常见思维形式障碍表现为思维联想松散，缺乏连贯性和逻辑性，与患者交流时难以理解、无法深入。思维内容障碍主要指脱离现实、无法理解和不能被纠正的妄想体验，如确信有人迫害自己、认为自己被控制、自己非父母亲生的等。

2. 感知觉障碍 幻觉最为常见，可以为幻听、幻视、幻嗅、幻触及内脏性幻觉，如听到不存在的别人议论自己的声音、有声音命令自己做事情、闻到奇怪的气味、身体内有异常的感觉等。

3. 情感障碍 主要表现为情感平淡和迟钝，对于可以唤起情感反应的事情没有情感回应，或出现不适切的情感反应，如即使坚信有人害自己，也不气愤。患者可能伴随焦虑、抑郁情绪，但内在体验不深刻。

4. 意志行为异常 主要表现为意志活动减少，如活动减少、缺乏主动性，行为孤僻、被动、退缩，回避人际交往，对前途漠不关心，不承担社会责任。也有部分患者出现病理性意志活动增强，对妄想相关的关系被害等坚信不疑，并寻找蛛丝马迹，执着于此。

5. 伴随前庭症状特点 精神分裂症患者可以受精神症状支配出现特殊的感知觉异常，包括头晕、眩晕、耳鸣等，症状多种多样，并赋予病理性的解释，如认为这是有人下毒或采取其他迫害方式造成的结果，妄想形成也会强化患者对感知觉异常的固着，无法被事实纠正解释。通常患者还有其他精神活动异常表现，难以形成良好的沟通和交流。

（三）诊断要点

（1）具有2项以上特征性症状，包括思维鸣响、思维被插入、思维被撤走、思维广播、被影响妄想、被控制体验、评论性幻听、其他与文化不相称且根本不可能的持续性妄想。

（2）症状持续1个月以上。

（3）社交或职业功能失调：起病以来大部分时间内，一个以上重要功能（如工作、人际关系或自我照料功能）明显低于病前水平。

（4）不能归因于脑器质性疾病，也不是精神活性物质（如酒精、可卡因、皮质类固醇）作用于中枢神经系统的结果，如有婴幼儿孤独症或其他全面发育障碍的病史，需要有至少 1 个月的明显的妄想或幻觉症状。

（四）治疗原则

（1）精神分裂症以抗精神药治疗为主，可以选择的药物达 30 余种，必要时配合生物物理治疗。需要全程规范用药，同时应注意对药物不良反应的甄别和处理。必要时也可以选择电痉挛等生物物理治疗方法。

（2）精神分裂症患者具有特征性的思维行为特点，有些患者可能存在冲动攻击风险，建议与照料者进行良好沟通，转诊至精神专业诊疗机构处理。

三、抑 郁 障 碍

（一）定义

抑郁障碍（depressive disorder）也称抑郁症，是一类以显著而持久的情绪低落为核心表现的心境障碍疾病。伴有不同程度的认知和行为改变，部分患者存在自杀、自伤行为，甚至因此死亡。其可发生于任何年龄，病程特点为发作性，呈亚急性起病，单次病程平均为 16 个月，其可反复发作，部分慢性化迁延不愈。但经治疗后大部分患者症状缓解，可获临床痊愈。

（二）特征性临床表现

1. 情感症状　是抑郁的核心症状，表现为情绪低落、兴趣减退甚至丧失，愉快感缺失，感觉生活是一种拖累，悲观、无助、无望，没有生活的动力。

2. 生物学特征症状　常见为食欲减退、体重下降、性欲减退；睡眠障碍多表现为早醒，也可表现为入睡困难或睡眠浅，行为活动缓慢，精神运动性抑制或激越。

3. 认知症状　思维迟缓、注意力不集中，信息加工能力减退，对自我或周围环境漠不关心，可以有自责、悲观、消极自杀想法和行为。

4. 其他症状　患者可伴有明显焦虑、坐立不安、烦躁、容易发脾气，也可以有很多躯体不适症状。部分患者可伴有精神病性症状，如认为自己犯罪了、家人出事了、警察要来抓自己等。患者可有自杀自伤行为，需注意防范。

5. 伴随的前庭症状特点　抑郁障碍患者可以出现诸多躯体不适的症状，涉及身体各个部位、多个系统，包括前庭症状，但这些症状的诉述往往不明确，前庭症状出现或波动与焦虑和低落的情感一致，随抑郁好转而缓解。

（三）诊断要点

（1）至少 2 周存在持续的抑郁心境或丧失兴趣和愉悦感。

（2）至少 2 周存在 5 个及以上下列症状：

1）几乎每天或一天的大部分时间都心境抑郁，既可以是主观的报告（如感到悲伤、空虚、无望），也可以是他人观察所见（如表现为流泪）（注：儿童和青少年也可能表现为心境易激惹）。

2）几乎每天或一天的大部分时间，对于所有或几乎所有的活动兴趣或乐趣都明显减少（既可以是主观体验，也可以是他人观察所见）。

3）在未节食的情况下体重明显减轻或体重增加（如 1 个月内体重变化超过原体重的 5%），或几乎每天食欲都减退或增加。

4）几乎每天都失眠或睡眠过多。

5）几乎每天都精神运动性激越或迟滞（由他人观察所见，而不仅仅是主观体验到的坐立不安或反应迟钝）。

6）几乎每天都疲劳或精力不足。

7）几乎每天都感到自己毫无价值，或过分地、不适当地感到内疚（可以达到妄想的程度，并不仅仅是因为患病而自责或内疚）。

8）几乎每天都存在思考或注意力集中的能力减退或犹豫不决（既可以是主观体验，也可以是他人观察所见）。

9）反复出现死亡的想法（而不仅仅是恐惧死亡），反复出现没有特定计划的自杀观念，或有某种自杀企图，或有某种实施自杀的特定计划。

（3）这些症状引起有临床意义的痛苦，或导致社交、职业或其他重要功能的损害。

（4）这些症状不能归因于某种物质的生理效应或其他躯体疾病。

（四）治疗原则

抑郁障碍的治疗包括心理治疗、药物治疗及生物物理治疗等方式，可以选择使用。

其中，规范的药物治疗非常重要。抑郁障碍的首选治疗药物为抗抑郁药，虽然药物总体疗效相近，但个体差异较大，可先以安全熟悉的药物尝试治疗，必要时合并使用抗焦虑药、镇静催眠药等，注意药物相互作用和不良反应。

对于病情较为严重、复杂，初始治疗效果不好，存在较高自杀风险及可能伴有人格障碍的患者，建议转诊至专业机构治疗。

四、双相情感障碍

（一）定义

双相情感障碍（bipolar affective disorder）也称双相障碍，指临床上既有躁狂或轻躁狂发作，又有抑郁发作的一类心境障碍。典型表现为心境高涨、精力旺盛、活动增加（躁狂或轻躁狂）与心境低落、兴趣减少、精力降低、活动减少（抑郁）反复或交替发作，可伴有幻觉、妄想或紧张症等精神病性症状及强迫、焦虑症状，也可与代谢综合征、甲状腺功能异常、多囊卵巢综合征及物质使用障碍、焦虑障碍、强迫障碍、人格障碍等共病。

（二）特征性临床表现

1. 心境不稳定　是双相障碍的核心症状。双相障碍具有四种情感发作类型：躁狂发作、轻躁狂发作、混合发作和抑郁发作，每次可表现为不同的形式。

2. 躁狂发作　以高涨、易激惹、自大为特征的极端心境状态。表现为情绪高涨、活动增多、思维联想、语音高、说话难以打断，甚至思维奔逸、意念飘忽、音联、意联、过度自信或夸大、注意力随境转移、没有疲劳感、睡眠需求减少、性欲亢进、社交活动增多。也有部分患者以激惹性增高为突出表现，挑剔、故意惹事、发脾气，情绪无法控制。

3. 轻躁狂发作　情感活动较正常状态增强，表现为情绪愉悦、活动多，精力体力充沛，社交活动增多。较躁狂发作程度轻，不伴精神病性症状，没有社会功能的严重损害。

4. 混合发作　每天大多数时间躁狂和抑郁症状均存在或均突出，或躁狂与抑郁症状快速转换。例如，伴有激惹的抑郁和心境不良背景下的兴奋，或持续数天抑郁突然变为躁狂发作，甚至每天在不同时间来回转换。

5. 抑郁发作　临床表现同抑郁障碍。

6. 其他症状　少数患者可出现幻觉妄想，与心境体验较为协调，如抑郁发作时可有自责自罪、关系被害、疑病等，躁狂发作可有夸大妄想等，精神病性症状往往在情感症状之后的疾病加重阶段出现，随着情感症状的缓解，精神病性症状消失。双相抑郁自杀风险较高，需特别关注。

7. 伴随前庭症状特点　双相障碍患者的前庭症状多出现在抑郁相或混合发作时，同抑郁障碍表现。

（三）诊断要点

（1）至少符合一次躁狂发作、轻躁狂发作或混合发作，可以有或无抑郁发作。

躁狂发作和轻躁狂发作分别具有4项以上和3项以下症状：①自尊心膨胀或夸大；②睡眠的需求减少；③比平时更健谈或有持续讲话的压力感；④意念飘忽或主观感受到思维奔逸；⑤自我报告或被观察到的随境转移；⑥目标导向的活动增多或精神运动性激越；⑦过度参与那些很可能产生痛苦后果的高风险活动。

（2）躁狂发作或混合发作病程持续时间大于1周，轻躁狂发作病程持续时间大于4天，抑郁发作持续时间大于2周。

（3）社交、职业或其他重要功能的损害。

（4）不能归因于躯体疾病、精神活性物质使用或精神分裂症。

（四）治疗原则

双相障碍除强调急性期治疗外，还要重视巩固维持期的治疗，治疗措施包括药物治疗和物理治疗。因双相障碍症状表现多变，难治性比例较高，复发风险高，伴随一定的社会功能损害，需要较长期的规范治疗。建议对家属进行宣教，必要时转诊。

五、焦 虑 障 碍

焦虑障碍（anxiety disorder）是一组以焦虑症状为主要临床相的精神障碍的总称。焦虑障碍的特点是过度恐惧和焦虑，以及相关的行为障碍。恐惧是指面临具体不利或危险处境时出现的焦虑反应，焦虑是指缺乏相应的客观因素时出现内心极度不安的期待状态，伴有紧张不安和自主神经功能失调症状。

焦虑障碍的治疗原则：虽然焦虑障碍各个类型的表现形式各有特点，但核心特征都是以焦虑为主体。治疗原则是心理治疗合并药物治疗，常用的抗焦虑治疗药物的选择参照第六章相关内容。

（一）广泛性焦虑障碍

1. 定义　广泛性焦虑障碍（generalized anxiety disorder，GAD）是以广泛且持续的焦虑和担忧为基本特征，伴有运动性紧张和自主神经活动亢进表现的一种慢性焦虑障碍。女性多于男性。相关表现至少出现 6 个月，广泛性焦虑障碍患者常伴有多种躯体症状，共患躯体疾病，约72%的患者首诊于非精神科。

2. 特征性临床表现

（1）精神症状：主要是以持续、泛化、过度的担忧为特征。这种担忧不局限于任何特定的周围环境，或对负性事件的过度担忧存在于日常生活的很多方面，如过度担心自己或亲人患病或发生意外、异常担心工作出现差错等。

（2）躯体症状：主要是运动性紧张和自主神经活动亢进。运动性紧张主要表现为坐卧不宁、紧张性头痛、颤抖、无法放松等；自主神经活动亢进的症状可以涉及多个系统，如消化系统（口干、过度排气、肠蠕动增多或减少）、呼吸系统（胸部压迫感、吸气困难、过度呼吸）、心血管系统（心悸、心前区不适、感觉心律不齐）、泌尿生殖系统（尿频尿急、勃起障碍、痛经）、神经系统（震颤、眩晕、肌肉疼痛）等。

（3）伴随的前庭症状特点：广泛性焦虑表现为持续存在的焦虑，可伴有不恒定的躯体症状，包括慢性持续性头晕、不稳等，程度为轻到中度，客观检查不伴有明确体征，主观感受更突出，与情感体验一致。

3. 诊断要点

（1）存在 3 项以上下列症状：①坐立不安或感到激动或紧张；②容易疲倦；③注意力难以集中或头脑一片空白；④易激惹；⑤肌肉紧张；⑥睡眠障碍。

（2）至少 6 个月中的多数时间有上述情况。

（3）引起有临床意义的痛苦，或者导致社交、职业或其他重要功能方面的损害。

（4）不能用其他精神障碍来更好地解释。

（二）惊恐障碍

1. 定义　惊恐障碍（panic disorder，PD）也称急性焦虑发作，是指反复出现不可预期的惊恐发作的一种焦虑障碍。惊恐发作的临床特点是反复突然出现强烈的害怕、恐惧或不适，可有濒死感或失控感；发作时伴有明显的心血管和呼吸系统症状，如心悸、呼吸困难、窒息感等。

2. 特征性临床表现

（1）惊恐发作：突然的、快速发生的惊慌、恐惧、紧张不安、濒死感、失控感、不真实感、人格解体或现实解体等。

（2）伴随自主神经症状：心悸、呼吸困难、胸痛或胸部不适、出汗、震颤或发抖、窒息或哽噎感、头晕、失去平衡感、发冷发热感、手足发麻或针刺感、恶心或腹部不适等。

（3）伴随的前庭症状特点：惊恐发作可伴随躯体症状，突发紧张恐惧，自主神经症状突出。头晕是惊恐发作常见的躯体症状。惊恐发作期少见眩晕，一般没有结构性前庭疾病的强烈旋转或倾斜感，或者即使有旋转感也观察不到对应的眼震。发作突然，还有较为明显的自主神经症状。

3. 诊断要点

（1）反复出现不可预期的惊恐发作。一次惊恐发作时突然发生的害怕或不适感，并在数分钟内达到高峰，发作期间出现下列 4 项及以上症状：①心悸或心率加快；②出汗；③震颤或发抖；④气短或窒息感；⑤哽噎感；⑥胸痛或胸部不适；⑦恶心或腹部不适；⑧感到头昏、脚步不稳；⑨发冷或发热感；⑩感觉异常；⑪现实解体或人格解体；⑫害怕失去控制或"发疯"；⑬濒死感。

（2）至少在一次发作之后，出现以下症状中的 1～2 种，且持续 1 个月（或更长时间）：①持续担忧或担心再次惊恐发作及其结果；②在惊恐发作相关行为方面出现明显的不良变化。

（3）这种障碍不能归因于某种物质的生理效应或其他躯体疾病。

（4）这种疾病不能用其他精神障碍来更好地解释。

（三）广场恐惧症

1. 定义　广场恐惧症（agoraphobia）是一种焦虑障碍，该病患者在多种场景（如乘坐公共交通工具、人多时或在空旷场所等）中出现明显的不合理的恐惧或焦虑反应，因担心自己难以脱离或得不到及时救助而采取主动回避这些场景的行为，或在有人陪伴和忍耐着强烈的恐惧焦虑时置身这些场景，症状持续数月，从而使患者感到极度痛苦，或个人、家庭、社交、教育、职业和其他重要领域功能明显受损。

2. 特征性临床表现

（1）恐惧的共同特点：①恐惧的对象存在于客观环境中；②焦虑、恐惧情绪指向特定的物体或场所；③焦虑、恐惧的程度与现实威胁不相符；④回避是缓解焦虑、恐惧的主要方式；⑤患者能够认识到恐惧的不合理性，但又不能控制。

（2）特定场所或场景：①公共交通工具，如拥挤的船舱、火车、地铁、汽车、飞机等；②开阔的场所，如空旷的广场、公园、停车场、桥梁等；③封闭的场所，如火车站、商场、剧院、电影院、餐馆等；④站着排队或人多拥挤的场所；⑤独自离家外出。

（3）伴随的前庭症状特点：进入特定场所时诱发，一般离开后可以缓解，如因恐高症或过度担忧跌倒诱发；急性发作，有头晕不适、站立不稳、行走姿势改变、注意范围受限等表现，可延续泛化。伴相应情感体验，无客观检查证据。

3. 诊断要点

（1）对下列 5 种情况中的 2 种及以上感到显著的恐惧或焦虑：①乘坐公共交通工具；②处于开放的空间；③处于密闭的空间；④排队或处于拥挤的人群中；⑤独自离家。

（2）个体恐惧或回避这些情况是因为害怕一旦出现惊恐样症状或其他失去功能或窘迫的症状时难以逃离或得不到帮助。

（3）广场恐惧情况几乎总是促发害怕或焦虑。

（4）个体总是主动回避广场恐惧情况，需要有人陪伴或带着强烈的害怕或焦虑去忍受。

（5）这种害怕或焦虑与广场恐惧情况和社会文化环境所造成的实际危机不相称。

（6）这种害怕、焦虑或回避通常持续至少 6 个月。

（7）这种害怕、焦虑或回避引起有临床意义的痛苦，或导致社交、职业或其他重要功能方面的损害。

（8）即使有其他躯体疾病存在，这种害怕、焦虑或回避也是明显过度的。

（9）这种害怕、焦虑或回避不能用其他精神障碍的症状来更好地解释。

（四）特定恐惧症

1. 定义　特定恐惧症（specific phobia）是一种焦虑障碍，患者表现为对某种特定物体或场景产生强烈、持久且不合理的恐惧，害怕随之而来的后果，并对恐惧的物体或场景主动回避，或者带着强烈的害怕和焦虑去忍受。

2. 特征性临床表现

（1）恐惧的对象：当患者暴露于一个或多个特定物体或情境时会产生强烈的恐惧或焦虑，这种恐惧或焦虑与实际危险及社会文化环境不相符，患者会积极回避这些物体或情境，如果不能成功回避，则会产生强烈的恐惧或焦虑。

（2）自主神经症状：可伴有不同躯体反应，如心率加速、出汗、战栗、呼吸急促、头晕等，而血液-注射-损伤型的恐惧症个体表现为血管迷走神经性晕厥，先出现心率加速、血压上升，随后表现为心率缓慢、血压下降，甚至晕厥。

（3）伴随的前庭症状特点：由恐惧对象诱发发作时，可能会伴有头晕、心悸气短等症状，不具有特征性，回避恐惧因素可缓解。

3. 诊断要点

（1）对于特定的事物或情况产生显著的害怕或焦虑（注：儿童的害怕或焦虑也可能表现为哭闹、发脾气、惊呆或依恋他人）。

（2）恐惧的事物或情况几乎总是能够促发立即的害怕或焦虑。

（3）对恐惧的事物或情况主动回避，或是带着强烈的害怕或焦虑去忍受。

（4）这种害怕或焦虑与特定事物或情况所引起的实际危险及所处的社会文化环境不相称。

（5）这种害怕、焦虑或回避通常持续至少 6 个月。

（6）这种害怕、焦虑或回避引起有临床意义的痛苦，或导致社交、职业或其他重要功能的损害。

（7）这种功能障碍不能用其他精神障碍的症状来更好地解释，包括恐惧样症状或其他功能丧失症状；与强迫思维相关的事物或情况；与创伤事件相关的提示物；离家或离开依恋者；社交情况等所致的害怕、焦虑和回避。

（五）社交焦虑障碍

1. 定义　社交焦虑障碍（social anxiety disorder，SAD）也称社交恐惧症（social phobia），是指在一种或多种社交或公共场合表现出与环境实际威胁不相称的强烈恐惧和（或）焦虑及回避行为。典型场合包括公开演讲、会见陌生人、在他人注视下操作或使用公共卫生间等。

2. 特征性临床表现

（1）精神症状：特定的社交情景、表演场合过度害怕被他人审视和感到尴尬，自感痛苦而影响社会功能，如与人谈话交流时过度紧张，出现面红耳赤、心悸、言语不流畅等。

（2）回避行为：拒绝去人多的地方或参加活动。

（3）自主神经症状：面红、出汗、心率加速等躯体症状。

（4）伴随的前庭症状特点：发作由场景诱发，前庭症状轻微、不特异，可为头晕（非眩晕），与情绪相关。

3. 诊断要点

（1）个体由于面对被他人审视的一种或多种社交情境而产生明显的害怕或焦虑。

（2）个体害怕自己的言行或呈现的焦虑会导致负面评价。

（3）社交情境几乎总是能够促发害怕或焦虑。

（4）主动回避社交情境，或者带着强烈的害怕或焦虑去忍受。

（5）这种害怕或焦虑与社交情境和社会文化环境所造成的现实威胁不相称。

（6）这种害怕、焦虑或回避通常持续至少6个月。

（7）这种害怕、焦虑或回避引起有临床意义的痛苦，或导致社交、职业或其他重要功能方面的损害。

（8）这种害怕、焦虑或回避不能归因于某种物质的生理反应，或其他躯体疾病。

（9）这种害怕、焦虑或回避不能用其他精神障碍的症状来更好地解释，如惊恐障碍、躯体变形障碍或孤独症谱系障碍。

（10）如果有其他躯体疾病存在，这种害怕、焦虑或回避则是明确与其不相关或过度的。

六、强 迫 障 碍

（一）定义

强迫障碍（obsessive-compulsive disorder，OCD）也称强迫症，是一种以反复、持久出现的强迫思维和（或）强迫行为为基本特征的精神障碍。强迫思维是以刻板的形式反复进入患者意识领域的表象或意向，强迫行为则是反复出现的刻板行为或仪式动作。患者明知这些思维和（或）动作没有现实意义、没有必要、多余；患者有强烈的摆脱欲望，但却无法控制，因而感到十分苦恼。这类疾病在精神障碍中以病因复杂、表现形式多样、病程迁延为突出特点。

（二）特征性临床表现

1. 强迫思维　指反复出现、持续存在、不恰当地闯入头脑中的一些想法、表象和冲动。常见的强迫思维包括怕脏，怕给自己和他人带来伤害，要求对称、精确、有序，对宗教或道德的关注等。

2. 强迫行为　指患者感到不得不反复进行的行为或精神活动，这是为了阻止、抵消和控制强迫思维所带来的不适感和焦虑而出现的一些仪式性的反复行为动作。常见的强迫行为包括反复洗手、计数、重复检查、祈祷、触摸、寻求保障、仪式化的回避等。

3. 强迫意向　指在某种场合下，患者出现一种明知与自己心愿相违背的冲动，却不能控制这种意向的出现，苦恼不堪。

4. 强迫情绪　不必要的担心和恐惧。这种恐惧是对自己的情绪失去控制的恐惧，如害怕自己会发疯，会做出违反法律或道德的事。

5. 伴随的前庭症状特点　一般无，前庭症状不具有特异性，但若患者的强迫观念或行为与此症状有关，就会反复出现或被强化。

（三）诊断要点

（1）具有强迫观念、强迫行为或两者皆有。强迫思维或强迫行为是耗时的，或这些症状引起具有临床意义的痛苦，或导致社交、职业或其他重要功能方面的损害。

（2）此强迫症状不能归因于某种物质的生理效应或其他躯体疾病。

（3）该障碍不能用其他精神障碍的症状来更好地解释。

（四）治疗原则

（1）建立治疗同盟，提高治疗依从性，规范系统治疗。

（2）药物治疗、心理治疗及药物和心理相结合治疗。认知行为治疗和 5-羟色胺再摄取抑制剂为安全有效的第一选择。其他治疗方法如经颅磁刺激、深部脑刺激及电痉挛治疗可经权衡可能性和利弊后作为补充选择。

七、创伤后应激障碍

（一）定义

创伤后应激障碍（post-traumatic stress disorder，PTSD）是指个体经历、目睹或遭遇一个或多个涉及自身或他人的实际死亡，或受到死亡的威胁，或严重受伤，或躯体完整性受到威胁后，所导致的个体延迟出现和持续存在的一类精神障碍。

（二）特征性临床表现

1. 创伤再体验 患者主要表现为思维、记忆或梦中反复、不自主地闯入与创伤有关的情境或内容，在接触创伤性事件相关的情景、线索时，诱发强烈的心理痛苦和生理反应。有些患者会出现分离症状，持续时间可从数秒钟到数天，称为"闪回"（flash back）症状，此刻患者感受再次亲临创伤性事件的现场，当时的情景如同放电影一样生动、清晰。患者还会频繁出现与创伤性事件相关的噩梦。

2. 回避与麻木 患者对创伤相关的刺激存在持续的回避，表现为有意识回避与创伤性事件有关的话题、影像和新闻；也可表现为无意识地对创伤事件的选择性/防御性遗忘或失忆，或在创伤事件后拼命地工作，这也是一种回避的表现。

3. 警觉性增高 在创伤暴露后的第一个月最普遍且严重。患者表现为高警惕性、长时间寻找环境中的危险线索、惊跳反应、激越、烦躁不安、易激惹、注意力难以集中、噩梦、易惊醒等。

4. 伴随的前庭症状特点 患者可因沉浸于创伤体验出现生理反应，伴随前庭症状不具有特异性，可为发作性或持续存在，一般不伴有眩晕。

（三）诊断要点

（1）通过以下1种以上方式接触实际的或被威胁的死亡、严重的创伤或性暴力：

1）直接经历创伤性事件。

2）目睹发生在他人身上的创伤性事件。

3）获悉亲密的家庭成员或亲密的朋友发生创伤性事件。在实际的或有死亡威胁的案例中，创伤性事件必须是暴力的或事故。

4）反复经历或极端接触创伤性事件的令人作呕的细节。

（2）在创伤性事件发生后，存在以下1个以上与创伤性事件有关的侵入性症状：

1）创伤性事件为反复的、非自愿的和侵入性的痛苦记忆。

2）反复做内容和（或）情感与创伤性事件相关的痛苦的梦。

3）分离性反应，个体的感觉或举动好像创伤性事件重复出现，这种反应可能连续出现，最极端的表现是对目前的环境完全丧失意识。

4）接触象征或类似创伤性事件某方面的内在或外在线索时，产生强烈或持久的心理痛苦。

5）对象征或类似创伤性事件某方面的内在或外在线索产生显著的生理反应。

（3）创伤性事件后，开始持续地回避与创伤性事件有关的刺激：

1）回避或尽量回避关于创伤性事件或与其高度有关的痛苦记忆、思想或感觉。

2）回避或尽量回避能够唤起关于创伤性事件或与其高度有关的痛苦记忆、思想或感觉的外部提示（人、地点、对话、活动、物体、情景）。

（4）与创伤性事件有关的认知和心境方面的负性改变，在创伤性事件发生后开始或加重，具有以下2项及以上情况：

1）无法记住创伤性事件的某个重要方面（通常是由于分离性遗忘症，而不是诸如脑损伤、酒精、毒品等其他因素所致）。

2）对自己、他人或世界持续性放大的负性信念和预期。

3）由于对创伤性事件的原因或结果持续性的认识歪曲，导致个体责备自己或他人。

4）持续性的负性情绪状态（如害怕、恐惧、愤怒、内疚、羞愧）。

5）显著减少对重要活动的兴趣或参与。

6）与他人脱离或疏远的感觉。

7）持续地不能体验到正性情绪（如不能体验快乐、满足或爱的感觉）。

（5）与创伤性事件有关的警觉或反应性有显著的改变，在创伤性事件发生后开始或加重，具有以下2项及以上情况：

1）激惹的行为和愤怒的爆发（在很少或没有挑衅的情况下），典型表现为对人或物体的言语或身体攻击。

2）不计后果或自我毁灭的行为。

3）过度警觉。

4）过分的惊跳反应。

5）注意力有问题。

6）睡眠障碍（如难以入睡或难以保持睡眠或休息不充分的睡眠）。

（6）这种障碍的持续时间[上述诊断要点（2）、（3）、（4）、（5）]超过1个月。

（7）这种障碍引起临床上明显的痛苦，或导致社交、职业或其他重要功能的损害。

（8）这种障碍不能归因于某种物质的生理效应或其他躯体疾病。

（四）治疗原则

（1）心理治疗有助于缓解症状、提高或巩固疗效、促进康复。常用的治疗方法包括支持性心理治疗、催眠治疗和认知治疗，眼动脱敏再加工技术也有一定的疗效。

（2）药物治疗可以缓解和消除患者症状。常用药物为抗抑郁药、抗焦虑药、镇静催眠药，必要时可以使用小剂量非典型抗精神病药辅助治疗。

八、分离（转换）性障碍

（一）定义

分离性障碍（dissociative disorder）指的是患者非自主地、间断地丧失了部分或全部心理功能的整合能力，在感知觉、思维、记忆、情感、运动和行为、自我（身份）意识及环境意识等方面出现失整合状态，即所谓的分离状态。这种状态可能是部分的或完全的，持续时间从数分钟至数年不等。

（二）特征性临床表现

1. 心理因素　对重大应激性生活事件的经历和反应是引发本病的

重要因素。暗示性高、情感丰富但肤浅易变、爱幻想、人际关系中以自我为中心、行为表演夸张等个性特征是分离性障碍发生的重要人格基础。

2. 精神症状 急性起病，症状复杂多样，包括运动障碍、感觉障碍、抽搐、木僵、分离性遗忘、人格解体或现实解体、附体、多重身份等。

3. 伴随的前庭症状特点 可有多种多样的症状表现，包括头晕、站立不稳、跌倒等，急性发作，一般有心理诱因，具有表演性，较夸张，与客观检查不符。

（三）诊断要点

（1）存在一种或多种特征性症状。

（2）不具有可以解释症状的躯体障碍的证据。

（3）可以有性格基础和心理诱因，表现在时间上与应激性事件、问题或紊乱有明确的联系。

（4）不包括诈病。

（四）治疗原则

（1）分离性障碍涉及较为明确的心理因素，应坚持心理治疗和药物治疗并重的原则。

（2）心理治疗可以缓解症状、处理心理因素等，可由专业心理治疗人员实施暗示治疗、催眠治疗，也可进行认知行为治疗探讨心理因素，提升应对能力。

（3）药物治疗可以针对患者的特定症状如焦虑、抑郁、睡眠障碍选择抗焦虑药、抗抑郁药或镇静催眠药。

九、躯体症状障碍

（一）定义

躯体症状障碍（somatic symptom disorder，SSD）是当患者有一个或多个躯体症状时，产生对这些躯体症状的过度困扰，出现过度的情绪激活和（或）过度的疾病相关行为，并由此导致显著的痛苦和（或）功能受损。

（二）特征性临床表现

1. 精神症状　指躯体症状造成的痛苦感和对躯体症状或健康相关的过度思虑、担心或行为，可导致患者痛苦或心理社会功能受损。

2. 认知症状　病史描述不清、前后不一致或涉及多系统不适症状；虽然进行了充分检查和解释，但患者对健康的焦虑仍不能缓解；将正常的生理感受归因为疾病问题；重复检查；同样的症状反复就诊于多位医生。

3. 伴随的前庭症状特点　可以表现为持续存在的各种躯体症状，包括慢性前庭综合征，或伴有急性发作，同时伴有焦虑体验，症状波动与情感体验相关。

（三）诊断要点

（1）1 个或多个躯体症状，使个体感到痛苦或导致其日常生活显著受影响。

（2）与躯体症状相关的过度的想法、感觉或行为，或与健康相关的过度担心，表现为下列至少一项：

1）与个体症状严重性不相称的、持续的想法。

2）有关健康或症状的持续高水平的焦虑。

3）对这些症状或健康的担心投入过多的时间和精力。

（3）虽然任何一个躯体症状可能不会持续存在，但有症状的状态是持续存在的（通常超过 6 个月）。

（四）治疗原则

本病应采取兼顾心身的综合治疗原则。在与患者建立良好沟通的基础上，可以选择认知行为治疗、精神动力治疗、短程整合心理治疗和正念疗法等，以及抗抑郁药等精神药治疗，中医及物理治疗也有一定的作用。

十、疑病障碍

（一）定义

疑病障碍（hypochondriasis）也称疾病焦虑障碍，指患者担心或相信患有一种或多种严重躯体疾病，尽管经反复医学检查显示阴性且医生给予没有相应疾病的医学解释，也不能消除患者的顾虑，常伴有焦虑或抑郁。如果强调身体不适、不强调患某种疾病会归因于躯体症状障碍，两者有时有症状重叠。

（二）特征性临床表现

1. 疑病性超价观念　顽固地担心或确信自己患上了某种躯体疾病，或者目前对患某种疾病的担忧远远超出了实际存在的可能性。选择性地只相信甚至放大支持患病的证据，忽视或否认相反的证据，难以被说服。

2. 伴随行为　可伴有反复就医、重复检查，影响正常生活。可有人格基础，伴随焦虑、抑郁症状。

3. 伴随的前庭症状　可以表现为发作或持续存在的头晕、乏力等，同时伴有其他躯体症状，并关注症状的变化及疾病诊断，前庭症状表现非特异，眩晕少见，继发前庭疾病者除外。

（三）诊断要点

（1）患有或获得某种严重疾病的先占观念。

（2）不存在躯体症状，如果存在，其强度是轻微的。如果存在其他躯体疾病或有发展为某种躯体疾病的高度风险，其先占观念显然是过度的或不成比例的。

（3）对健康状况有明显的焦虑，容易对个人健康状况感到警觉。

（4）有过度的与健康相关的行为或表现出适应不良的回避。

（5）疾病的先占观念存在至少6个月，但所害怕的特定疾病在此段时间内可以变化。

（6）与疾病相关的先占观念不能用其他精神障碍来更好地解释。

（四）治疗原则

（1）及早进行评估，防止患者持续疑病倾向发展为慢性残疾，必要时转诊至精神心理专科就诊。

（2）心理治疗可以帮助患者认识疾病性质，缓解压力，逐步建立对疾病的合理认知，常用的方法有认知疗法、认知行为治疗、森田疗法及精神分析等。

（3）药物治疗可以根据患者的临床特征做出相应选择，如焦虑突出可以选择抗焦虑药，偏执突出可以选择小剂量非典型抗精神病药辅助治疗。

十一、进 食 障 碍

（一）定义

进食障碍（eating disorder，ED）是指以反常的进食行为和心理紊乱为特征，伴发显著体重改变和（或）生理、社会功能紊乱的一组疾病，主要包括神经性厌食（anorexia nervosa，AN）、神经性贪食（bulimia nervosa，BN）和暴食障碍（binge eating disorder，BED）。

（二）特征性临床表现

1. 心理和行为症状　刻意减少摄入量和增加消耗，"迷恋"低体重，抗拒体重增加，拒绝维持健康体重。很多患者存在体像障碍，对自身体形的感知异常，如明明已经很消瘦，仍觉得自己很胖；频繁的暴食发作，暴食后的补偿行为，对进食、体重和体形的先占观念。

2. 精神症状　焦虑、抑郁、强迫，情绪不稳定、波动性大、易激惹，失眠。

3. 常见的躯体症状　消化系统：恶心、腹痛、腹胀、消化不良；代谢系统：肥胖、营养不良、电解质紊乱；内分泌系统：激素失调、闭经、痤疮等。

4. 伴随的前庭症状　进食障碍可伴有多种情绪、行为改变，可有非特异躯体症状，若继发严重营养不良、电解质紊乱，可出现头晕等症状，可为急性或慢性前庭综合征表现。

（三）诊断要点

1. 神经性厌食
（1）体重保持在至少低于期望值15%以上的水平。

（2）体重减轻是自己造成的，以及利用下列手段：自我引吐，自行导泻，运动过度，服用食欲抑制药和（或）利尿剂。

（3）有特异的精神病理形式的体像扭曲，患者强加给自己一个较低的体重限度。

（4）内分泌障碍在女性表现为闭经，在男性表现为性欲减退及阳痿。

（5）如果在青春期前发病，青春期发育会减慢甚至停滞。

2. 神经性贪食

（1）对食物有不可抗拒的欲望，难以克制的发作性暴食。

（2）患者试图抵消食物的"发胖"作用而进行自我引吐、滥用泻药、间断进食、使用某些药物。

（3）患者对肥胖的病态恐惧，患者多有神经性贪食发作的既往史。

（四）治疗原则

进食障碍治疗坚持多学科协作、全面评估和综合治疗原则，包括营养重建，充分恢复体重，躯体合并症治疗，抗焦虑、抗抑郁及抗精神病等药物对症治疗，心理治疗主要采取心理健康教育、动机促进治疗、家庭治疗、认知行为治疗及针对进食的行为干预治疗等。

十二、常见睡眠障碍

（一）定义

睡眠障碍（sleep disorder）是日常就医行为中最常见的主诉之一，可以是独立存在的原发性疾病，也可继发于某些精神或躯体疾病，常见的睡眠障碍主要包括失眠障碍、阻塞性睡眠呼吸暂停、发作性睡病等，以下以最常见的失眠障碍和阻塞性睡眠呼吸暂停为例介绍。

（1）失眠障碍（insomnia disorder）是指尽管有适宜的睡眠机会和环境，依然对睡眠时间和（或）睡眠质量感到不满足，并引起相关的日间功能损害的一种主观体验，可单独诊断，也可与精神障碍、躯体疾病或物质滥用共病。

（2）阻塞性睡眠呼吸暂停（obstructive sleep apnea，OSA）是指在睡眠中由于上呼吸道反复发生完全阻塞（呼吸暂停）或部分阻塞（低通气）

导致的睡眠呼吸疾病。

（二）特征性临床表现

1. 失眠障碍 为睡眠起始障碍和睡眠维持障碍，两种症状可以单独出现，但以同时存在更为常见。睡眠起始障碍表现为入睡困难；睡眠维持障碍包括夜间觉醒后再次入睡困难和早醒。睡眠质量差和无法恢复精力通常与睡眠起始障碍和维持障碍并存。不同年龄段中，具有临床意义的睡眠紊乱标准不尽相同。儿童和青年睡眠潜伏期和入睡后觉醒时间大于 20min、中年和老年人大于 30min 具有临床意义。早醒通常指较预期觉醒时间提前至少 30min，且与发病前正常睡眠模式相比总睡眠时间减少。日间症状包括疲劳、精力或动力缺乏、注意力不集中、记忆力下降、烦躁和情绪低落等。日间活动的不足也会反过来影响睡眠，导致失眠的严重化和慢性化。

2. 阻塞性睡眠呼吸暂停 常见症状包括声音较大或不均匀的鼾声、睡眠中可观察到的呼吸暂停、因憋气或窒息而醒来、日间嗜睡、注意力不集中等，其他症状还包括晨起口干、头痛、非恢复性睡眠、疲倦等，部分患者可能以入睡困难或睡眠维持困难为单一表现。此外，阻塞性睡眠呼吸暂停患者可能合并系统性高血压、冠心病和心房颤动等心血管疾病，也可能合并肥胖和糖尿病等代谢性疾病，以及胃食管反流等其他疾病。

3. 伴随的前庭症状 睡眠障碍患者可有头晕等不适，一般不伴眩晕，因为睡眠时间和睡眠质量下降，常有困倦、注意力不集中、药物使用后的宿醉等继发于睡眠障碍的症状，具有相应的睡眠特征表现及生理病理基础。

（三）诊断要点

1. 失眠障碍

（1）主诉或是入睡困难，或是难以维持睡眠，或是睡眠质量差。

（2）这种睡眠紊乱每周至少发生 3 次并持续 1 个月以上。

（3）日夜专注于失眠，过分担心失眠的后果。

（4）对睡眠量和（或）质的不满意引起明显的苦恼或影响社会及职

业功能。

2. 阻塞性睡眠呼吸暂停

（1）由多导睡眠图提供每小时睡眠至少有 5 次阻塞性呼吸暂停或低通气的证据，以及下列睡眠症状之一：

1）夜间呼吸紊乱：打鼾、打鼾/喘息或在睡眠时呼吸暂停。

2）日间困倦、疲劳，或尽管有充足的睡眠机会，但睡眠仍不能让人精神焕发，且不能更好地用另一种精神障碍来解释（包括睡眠障碍），也并非另一种躯体状况所致。

（2）由多导睡眠图提供每小时睡眠有 15 次或更多的阻塞性呼吸暂停和（或）低通气的证据，无论伴随症状如何。

（四）治疗原则

（1）失眠障碍的治疗应遵循综合治疗原则，达到改善睡眠、提高生活质量的目的。主要治疗方法包括睡眠卫生教育（养成规律作息、改善睡眠环境等）、心理治疗（睡眠认知行为治疗、正念冥想及身心介入疗法等）、药物治疗（镇静催眠药等）、物理治疗（重复经颅磁刺激、脑电生物反馈等）、光照治疗及运动治疗。

（2）睡眠呼吸暂停是否需要治疗取决于临床症状和检查指标的严重程度，当呼吸暂停低通气指数（AHI）大于 15，血氧饱和度低于 90% 时，可以采取减重、侧卧位睡眠、戒烟戒酒、慎用镇静催眠药、持续正压通气、戴口腔矫治器及手术治疗等。

第二节　精神障碍的前庭综合征

前庭行为心理疾病包括精神性疾病和功能性疾病两大类。近 30 年的研究发现，8%～10% 的前庭疾病是焦虑或抑郁障碍引起的，可能导致前庭症状的精神疾病（按可能性排序）有焦虑和恐惧障碍、创伤压力和强迫症（通过相关的惊恐发作和慢性焦虑）、抑郁障碍、躯体形式障碍/身体不适障碍和分离性障碍（包括人格解体/去现实化综合征）；15%～20% 的前庭疾病归于慢性前庭综合征中的功能性前庭疾病。以前庭症状（即眩晕、不稳感和头晕）为主诉的功能性和精神性疾病比许多结构性前庭疾病更常见。神经耳科医生更容易遇到因 PPPD 或惊恐障碍而出现前庭症状的患者，且数量可能多于 MD 或 BVP 患者，所以应重视功能性眩晕和精神心理障碍导致的头晕。目前诊断前庭行为心理疾病面临的最大障碍是经典的结构性眩晕二分法诊断（结构性疾病+精神性疾病）思维方式，需要建立"三管齐下"的思维模式，应同时评估结构性、功能性和精神性疾病。结构性、功能性和精神性疾病作为原发性和继发性疾病是独立的，且可能以任意的方式组合诊断。像结构性前庭疾病一样，功能性和精神性前庭疾病根据其前庭症状的时间进行分类，这与结构性眩晕相同，也与国际前庭疾病分类（ICVD）的前庭综合征概念一致。由此，功能性和精神性疾病与结构性疾病一样，也是急性、发作性和慢性前庭综合征鉴别诊断的一部分。

　　由于精神疾病与前庭综合征不是一对一关系，一种精神疾病可以表现为一种、两种或三种类型的前庭综合征，本节介绍每一种精神障碍可能出现的眩晕综合征类型。根据目前前庭疾病的分类原则，将精神疾病导致的前庭行为心理疾病在急性前庭综合征、发作性前庭综合征和慢性前庭综合征的框架下分类讨论。分别介绍精神性和功能性前庭疾病的定义、前庭症状的特点，根据临床病史中相关的阳性结果和体检结果，以及实验室检测的证据，识别前庭症状的功能性和精神性原因。具体的诊断路径如下：

　　1. 独立诊断　功能性前庭疾病是通过明确的独特症状集诊断，而不是靠否定结构性疾病得到的排除性诊断。结构性疾病存在与否并不能确定其他疾病存在与否。同时独立考虑所有因素才能构建完整和准确的诊断。

　　2. 分层诊断　即首先考虑结构性诊断，然后只有在医学检测结果为阴性时才在鉴别诊断中加入其他疾病。

　　功能性前庭疾病是新近出现的概念，对功能性疾病有两个普遍观点：①功能障碍患者的残障状况比结构性疾病高，受到的损害更大；②心理创伤和不良生活事件会导致不同程度的功能和精神症状。

　　功能性需要的提出正在影响着鉴别诊断和治疗策略。诊断和治疗方法必然是多学科的，涉及患者教育、前庭康复、认知行为治疗。功能性脑成像等研究方法将在未来几年进一步推动功能性眩晕的认识和临床实践。

下述 2 个表格简要总结了结构性、功能性和精神性前庭疾病的前庭综合征表现（表 3-2-1），以及功能性和精神性前庭疾病的诊断分类（表 3-2-2）。

表 3-2-1　结构性、功能性和精神性前庭疾病的 AVS、EVS 和 CVS 的体征和症状

		结构性前庭疾病	精神性前庭疾病	功能性前庭疾病
AVS	前庭症状	眩晕发作	头晕、不稳	
EVS	运动敏感	特定位置眩晕、头部快速倾斜或转动眩晕	对激发动作恐惧	
	耳部症状	听力下降（波动）、单侧耳鸣		
	自主和自主神经症状	恶心、呕吐	胸痛、心悸、呼吸困难、颤抖、感觉异常	轻度恶心，无呕吐轻度发汗，发抖
	姿势和步态异常	特定方向的侧倾、跌倒发作、共济失调	过分谨慎	步态和站姿缺陷多变上半身运动过度
	情绪症状		害怕跌倒或恐高害怕失能或意外伤人	
CVS	运动敏感	眩晕、不稳或快速头动伴振动幻视	避免刺激的运动环境	任何方向的由自身或环境运动引起的不稳或头晕
	耳部症状	进行性听力损失、单侧耳鸣	可变的耳鸣	
	自主和自主神经症状		紧张、不安、失眠、疲劳、体重变化；认知症状	慢性疲劳
	姿势和步态异常	步态速度或灵活性逐渐下降；倾倒频率逐渐增加	过分谨慎；不必要的步态辅助	不稳或头晕；即将坠落、翻倒或漂浮感
	情绪症状		担忧症状的严重后果；沮丧或悲伤；悲观或绝望	

注：AVS，急性前庭综合征；EVS，发作性前庭综合征；CVS，慢性前庭综合征。

表 3-2-2 功能性和精神性前庭疾病的诊断分类

	AVS	EVS	CVS
前庭症状的主要原因	1. 孤立性惊恐发作 2. 功能性前庭症状	1. 惊恐发作 （1）惊恐障碍 （2）社交恐惧症 （3）创伤后应激障碍 （4）强迫症 2. 特殊的恐惧症 （1）害怕跌倒 （2）恐高症 3. 功能性前庭症状	1. 广泛性焦虑 （1）广泛性焦虑症 （2）广场恐惧症 （3）社交恐惧症 （4）创伤后应激障碍 （5）强迫症 2. 特殊的恐惧症 （1）害怕跌倒 （2）恐高症 3. 重度抑郁障碍 4. 功能性前庭症状
前庭症状的次要原因	1. 孤立性惊恐发作 2. 特殊的恐惧症 （1）害怕跌倒 （2）恐高症 3. 功能性前庭症状	1. 惊恐发作 （1）惊恐障碍 （2）社交恐惧症 （3）创伤后应激障碍 2. 特殊的恐惧症 （1）害怕跌倒 （2）恐高症 3. 功能性前庭症状	1. 广泛性焦虑 （1）广泛性焦虑症 （2）广场恐惧症 （3）创伤后应激障碍 2. 特殊的恐惧症 （1）害怕跌倒 （2）恐高症 3. 重度抑郁障碍 4. PPPD 5. 功能性前庭症状
共病	以上所有功能性和精神性疾病可能与结构性疾病引起的 AVS、EVS 和 CVS 共存		

注：AVS，急性前庭综合征；EVS，发作性前庭综合征；CVS，慢性前庭综合征。

一、焦虑与前庭综合征

焦虑症中有 8%～10%以前庭症状为主诉。焦虑是前庭症状最常见的精神原因，表现为惊恐发作、广泛性焦虑和恐惧。焦虑可以表现为急性、发作性或慢性前庭综合征。

焦虑患者前庭和眼动测试中可能有参数异常，多为轻微、孤立的异常，没有明确的临床意义，不宜过度解读。应重视平衡与临床病史的关系。平衡评价的特点有二：

（1）焦虑症综合平衡功能测试更为明显（如包括感觉统合测试在内的姿势图评估）。

（2）在简单的模式下表现更差。因焦虑对姿势和凝视的生理影响，高危姿势和凝视控制策略的表现呈现为非生理模式。

（一）惊恐障碍中的前庭综合征

惊恐障碍（panic disorder，PD）也称急性焦虑障碍，主要特点是突发的、不可预测的、反复出现的、强烈的惊恐体验，一般历时5～20min，伴濒死感或失控感，患者常体验到濒临灾难性结局的害怕和恐惧，并伴有自主神经功能失调的症状。

1. PD 的前庭症状特点　头晕、头昏和不稳感是惊恐发作第二常见的躯体症状。惊恐发作期少见眩晕，一般没有结构性前庭疾病的强烈旋转或倾斜感；或者即使有旋转感也观察不到对应的眼震。

2. PD 的前庭疾病类型

（1）表现为发作性前庭综合征，与惊恐发作有关。

前庭症状一般应伴惊恐发作症状，表现为自发或对恐惧的触发因素引发的反复、突发、不可预测、强烈的惊恐体验，伴濒死感或失控感，患者常体验到濒临灾难性结局的害怕和恐惧。持续5～20min，10～15min达到高峰，然后消退，可持续数小时。

（2）表现为急性前庭综合征，与预期焦虑有关。

超过半数的患者对再次发作有持续性的焦虑和关注，害怕发作，可有持续数天的虚弱无力感、头晕不稳感。

3. PD 的诊断、鉴别诊断和治疗　参见第三章第一节中的"五、焦虑障碍"。

（二）广泛性焦虑障碍中的前庭综合征

广泛性焦虑障碍（general anxiety disorder，GAD）是一种以焦虑为主要临床表现的精神障碍，患者常常有不明原因的提心吊胆、紧张不安，显著的自主神经功能紊乱症状、肌肉紧张及运动性不安。患者往往能够认识到这些担忧是过度和不恰当的，但不能控制，因难以忍受而感到痛苦。患者常常因自主神经症状、前庭症状等就诊于综合性医院，经历不必要的检查和治疗。GAD 是最常见的焦虑障碍。

1. GAD 的前庭症状特点　广泛性焦虑通常会导致慢性头晕和不稳感，不出现眩晕。

（1）GAD 的核心特征是与现实事件和场景不符合的过分担忧和不安。广场恐惧、社交恐惧、创伤后应激障碍及强迫症患者也可伴随广泛焦虑障碍的症状，伴随慢性焦虑的心身症状。

（2）急性和发作性前庭综合征可引发或加重 GAD，使前庭症状慢性化。

（3）对特定情景的担忧和恐惧：①因姿势控制策略僵硬、注视范围受限，增加了跌倒风险；②对自身躯体平衡能力预期性担忧，使恐惧不安加剧；③对可能诱发焦虑发作的情景主动回避，间接造成日常活动功能损害，生活质量降低。

2. GAD 的前庭综合征类型　慢性前庭综合征。

3. GAD 的诊断、鉴别诊断和治疗　参见有关章节。

（三）特定的恐惧障碍

特定的恐惧障碍（specific phobia）是一种焦虑恐惧障碍，患者的恐惧或回避对象局限于特定的物体、场景或活动。害怕的对象多是特定的自然环境（如处于高处、雷鸣、黑暗）、动物（如昆虫）、注射、所处环境（如飞行、电梯、密闭空间），害怕感染某种疾病（如艾滋病）等。为了减少焦虑，患者采取回避行为。这些恐惧过分、不合理且持久。患者也能认识到这些对象没什么可怕的，但恐惧感却不减少。

1. 特定的恐惧障碍的前庭症状特点

（1）原发性或继发于跌倒、接近跌倒引发的焦虑。

（2）因姿势控制策略僵硬、注视范围受限，增加了跌倒风险。

（3）丧失平衡信心，造成功能损害的症状加剧。

（4）主动回避可导致恐惧发生的场景，使活动受限，生活质量降低。

2. 害怕摔倒和恐高症的前庭综合征类型　急性、发作性和慢性前庭综合征。

3. 诊断、鉴别诊断和治疗　参见第三章第一节中的"五、焦虑障碍"。

二、抑郁症中的前庭综合征

抑郁症是由多种原因引起的以显著和持久的抑郁症状为主要临床特征的一类心境障碍，是以情感低落为主要临床表现的一组疾病的总称。抑郁障碍的核心症状是与所处环境不相称的心境低落和兴趣丧失。患者还常伴焦虑或激越，甚至出现幻觉、妄想等精神病性症状。

1. 抑郁症的前庭症状特点 抑郁障碍不像焦虑症那样容易引起前庭症状，尽管缺乏生理机制的研究，但临床观察到的头晕和抑郁之间的联系是肯定的。

2. 抑郁症的前庭综合征类型 发作性前庭综合征或慢性前庭综合征。

3. 抑郁症的诊断、鉴别诊断和治疗 参见第三章第一节中的"三、抑郁障碍"。

三、强迫症中的前庭综合征

强迫症（OCD）是一种以反复出现的强迫观念、强迫冲动或强迫行为等为主要临床表现的精神疾病。多数患者认为这些观念和行为没有必要或不正常，违反了自己的意愿，无法摆脱，为此感到焦虑和痛苦。其症状复杂多样，病程迁延，易慢性化。

1. OCD 的前庭症状特点 以发作性或持续性头晕、不稳感为主。

2. OCD 的前庭综合征类型 发作性前庭综合征、慢性前庭综合征。

3. OCD 的诊断、鉴别诊断和治疗 参见第三章第一节中的"六、强迫障碍"。

四、创伤后应激障碍中的前庭综合征

创伤后应激障碍（PTSD）是由于受到异乎寻常的威胁性、灾难性心理创伤，导致延迟出现和长期持续的一种慢性和致残性焦虑障碍。

1. PTSD 的前庭症状特点 持续性头晕、定向障碍和（或）不稳感。

2. PTSD 的前庭综合征类型 慢性前庭综合征。

3. PTSD 的诊断、鉴别诊断和治疗 参见第三章第一节中的"七、创伤后应激障碍"。

五、躯体形式障碍中的前庭综合征

躯体形式障碍（somatoform disorder）是以持续存在躯体症状为特征的精神障碍。根据 ICD-11，躯体形式障碍归在躯体痛苦障碍（bodily distress disorder，BDD）中。另外，DSM-5 将"躯体形式障碍"改称为"躯体症状及相关障碍"，眩晕和头晕可以是躯体化的症状。

1. 躯体化的眩晕和头晕（somatic vertigo and dizziness，SVD）　包括原发性和继发性两类。

（1）原发性 SVD 与精神病理学过程相关，是心身领域的常见诊断，是不同精神疾病亚组（焦虑、抑郁或躯体形式障碍）的上一级分类诊断，要求病史中没有前庭缺损或功能障碍，触发因素包括重大生活事件、情绪困扰、关系冲突或心理冲突等。

（2）继发性 SVD 是初始的前庭障碍中枢已经代偿或外周病损已经缓解后，出现的精神共病。例如，恐惧性姿势性眩晕作为继发性 SVD 的一种亚型，可能是眩晕发作时的灾难性信念和焦虑性回避的结果。

根据流行病学数据，超过 30% 的眩晕或头晕患者有原发性 SVD。其中，共病焦虑占 45%；抑郁症占 30%；躯体形式障碍占 25%。原发性 SVD 对慢性病程构成风险，导致生活质量的广泛障碍和限制。

2. SVD 的前庭症状特点　症状主要为持续性的头晕和不稳感。原发性 SVD 慢性化的风险高。据研究，2/3 的人随访 3 年仍然有持续性头晕。继发性 SVD 的慢性化风险也很高。

3. SVD 的前庭综合征类型　慢性前庭综合征。

4. SVD 的诊断、鉴别诊断和治疗　参见第三章第一节中的"九、躯体症状障碍"。

参 考 文 献

Adolfo M. Bronstein，2013. Oxford textbook of vertigo and imbalance. London：Oxford University Press：333-346.

Dieterich M，Staab JP，Brandt T，2016. Functional（psychogenic）dizziness. Handb Clin Neurol，139：447-468.

Staab JP，2016. Functional and psychiatric vestibular disorders. Handb Clin Neurol，137：341-351.

第四章　功能性前庭疾病

功能性前庭疾病是 21 世纪前庭医学领域的一个重要进展。这一领域所涉及的临床综合征认知的历史是在不断演变中形成的，诊断主要依靠临床症状，且相互之间有重叠。Brandt 和 Dieterich（1986）首次将姿势依赖性和步态依赖性眩晕、不稳感定义为恐惧性姿势性眩晕（PPV），其中，强迫性人格是诊断标准的必要条件之一；Jacob 等（1989）描述了对空间方位的一系列不安及对运动刺激意识增强的空间运动不适（SMD）；Bronstein（1995）提出了视觉性眩晕（VV）这一诊断，即已从急性前庭病中康复的患者在面对复杂或移动的视觉刺激时出现头晕；Staab 和 Ruckenstein（2004）定义了慢性主观性眩晕（CSD），它与 PPV 明显重叠，但躯体症状与共存的精神疾病或 CSD 出现前已存在的精神疾病不同。持续性姿势知觉性头晕（persistent postural-perceptual dizziness，PPPD）是上述学者共同研究、构建的。为了全面理解功能性眩晕，本章循时间脉络，分别介绍 PPV、视觉诱发的头晕（VV、SMD）、CSD 和 PPPD。

第一节　恐惧性姿势性眩晕

一、概　　述

恐惧性姿势性眩晕（phobic postural vertigo，PPV）是慢性眩晕/头晕的一种非常普遍的原因，是功能性眩晕的一种亚型，特征是持续的不稳定感或姿势失衡，以及反复发作的头晕。PPV 开始被认为是主观姿势失衡和步态不稳的心因性眩晕，伴或不伴焦虑发作，PPV 患者站立或行走时波动性的头晕和主观性平衡障碍。症状可自发，或由某些知觉刺激（如过桥）或社交场合（如身处百货商店、餐馆等）引发。后来 PPV 被认为是一种躯体形式障碍性眩晕。目前认为 PPV 是功能性眩晕的一种表现形式。PPV 患者常规耳神经病学和平衡试验可正常，跌倒发生率正常，但对跌倒的恐惧感增加，并严重影响功能和生活质量。

PPV 是生理或心理事件引发的恐惧性条件反射、慢性头晕和相关恐惧行为所致的可以辨识的临床综合征。从神经耳科学的角度看，其临床过程是良性的，但因精神疾病发病率高和功能损害，增加了临床诊治的难度。PPV 自然病程的特点：①多数患者的头晕和不平衡感可波动、逐渐减弱；②多数患者伴明显的焦虑或抑郁障碍等精神疾病。

二、流　行　病　学

PPV 是最常见的眩晕症之一。根据德国眩晕和平衡障碍中心的数据，PPV 是第二常见的诊断，占 15%，仅次于 BPPV。其他中心的数据为 2.5%～23%。在儿童和青少年时期，功能性（包括 PPV）和心因性眩晕占诊断的眩晕症的 21%，仅次于儿童前庭性偏头痛和儿童复发性眩晕（39%）。

三、发　病　机　制

（1）对内在的平衡控制过度关注，促发神经肌肉姿势调节异常，包括肌肉协同收缩增加、短期的身体摆动增多及对外部刺激过度敏感。焦虑增加对姿势调整的注意力，伴骨骼肌系统不灵活。患者注意力分散时，肌肉协同收缩和平衡控制可恢复正常。PPV 患者在正常站立时，足部的屈肌和伸肌共同收缩，增加了姿势摆动，是不必要的恐惧性控制姿态策略的表现。PPV 病理生理过程可能与机体自身的调控反射、焦虑特质和内向性格有关。

（2）空间恒定性扰动假说（图 4-1-1）。维持空间恒定，要求在发起主动运动冲动的同时，还要传递足以识别自身运动的信息。这种"传出复制"提供基于早期经验的预期的感官模式（内部模型）。正常直立时，人不会将轻微的、自身产生的身体摇摆或头动感知为加速度，直立姿势的维持是在无意识情况下完成的；在主动运动期间，环境也是静止的，尽管这些相对运动也可引起视网膜图像移动。空间恒常性的维持是在自发产生脉冲的同时，启动自我运动识别。而 PPV 患者则出现传出信号中断，从而在被识别的运动和实际运动之间产生差异，引起姿势改变、机体运动或环境物体位移的错觉。PPV 患者因其持续紧张地专注于平衡，导致自传入信号与传出复制信号部分解耦，从而能感受到感觉运动的调节。

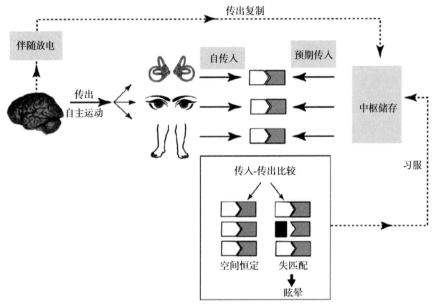

图 4-1-1　空间恒定性扰动示意图

　　图 4-1-1 显示了在主动运动过程中，由于空间恒定机制的干扰，眩晕是如何发生的。自主性头部运动刺激前庭、视觉和体感感觉器官，并与由内部模型提供的预期的多感官模式进行比较，该模型经过早期运动经验的调整。在自主运动脉冲发放的同时，传出复制信号，提供预期模式信号。如果感觉刺激和预期模式一致，感知为自身运动，空间恒定性不受影响。如果传出复制信号和自传入信号部分解耦，传入的感觉刺激模式和预期的模式不同，感觉-运动失匹配，则出现眩晕和失衡。在头部静止时感受到有威胁性的、同时伴外源性头部加速和周围环境虚幻运动的定向障碍。

（3）PPV 的病理生理：患者在眩晕出现后，会自觉意识到反射性姿势控制策略。因对抗重力同时收缩的肌肉增加，使 PPV 患者在姿势平台上 3.53～8Hz 频率的摆动增多。这是一种常人在自觉意识到平衡受到挑战时采用的策略。因此，PPV 患者在低难度要求的平衡任务（如睁眼在泡沫上正常站立）中表现出比正常对照组更多的姿势不稳，此时正常人无须采用高难度平衡要求的姿势控制策略；而在高难度平衡要求的情况下（如闭眼在泡沫上双足串联站立），PPV 患者表现出更强的适应能力，姿势稳定性更接近正常人。

四、临床表现、诊断与鉴别诊断

1. 临床表现

（1）姿势性眩晕、主观性姿势和步态不稳。观察者不能察觉，神经耳科检查可正常。

（2）对跌倒恐惧，但无跌倒发生，可见短暂的无意的身体摇摆。

（3）常在已知典型的触发恐惧症外部因素刺激下发作，如桥梁、驾驶汽车、空旷的房间、长走廊、大量人群的商店或餐馆；或在视觉刺激下，如观看电影、电视等。

（4）症状在体育活动（如骑自行车、球类运动）和更复杂的平衡条件下会改善或消除，而在休息或更简单的条件下（如站立）更为明显。

（5）在疾病过程中，患者开始总结症状规律，主动避免触发刺激。在发作期间或发作后不久，患者可有自主神经功能失调和焦虑症状；多数人没有焦虑也可发作。

（6）部分患者饮酒后症状可改善。

（7）通常始于结构性前庭疾病（如前庭神经炎、BPPV，可自行消退）或特殊的心理社会应激之后。

（8）PPV 患者常有强迫性和完美主义倾向的人格特征，以及反应性抑郁症状。

2. 诊断标准

（1）站立或步行时头晕、主观性失衡；临床平衡功能检查（Romberg 测试、双足串联站立、单腿站立和姿势图）正常。

（2）持续数秒钟至数分钟的波动性不稳感，或瞬间身体扰动的错觉。

（3）可以为自发性，但通常存在感知刺激（如桥梁、楼梯、空房间、街道）或社会场合刺激（如百货公司、餐厅、音乐会、人群），患者难以摆脱促发的环境因素，并能认识到这一激发因素。患者快速适应、倾向于泛化和出现回避行为。

（4）眩晕发作期间或之后可有严重的自主神经症状；发作时可伴焦虑（57%），也可不伴焦虑（43%）。

（5）强迫型人格特质，情绪不稳定，轻度抑郁。

（6）一段时间的特别大的情绪压力、严重疾病或器质性前庭疾病常是诱因。

3. 鉴别诊断　　包括前庭结构障碍、其他内科疾病和精神疾病。

主要的结构性前庭疾病和内科疾病：①VM；②直立性功能失调；③双侧前庭病变；④神经退行性疾病（如脊髓小脑共济失调、多系统萎缩和痴呆）；⑤原发性直立性震颤，伴有姿势图和肌电图病理性主频峰 14～16Hz；⑥VP；⑦外淋巴漏、前半规管裂；⑧中枢性前庭综合征；⑨外伤后耳石性眩晕。

主要的功能性和精神性疾病：①伴或不伴广场恐惧症的惊恐障碍；②导致惊恐发作或慢性焦虑的其他精神疾病或医学疾病；③太空恐惧症；④视觉性眩晕；⑤登陆综合征；⑥CSD；⑦PPPD。

五、治　　疗

（1）患者教育：进行健康教育，解释疾病的功能机制，减轻患者对结构性疾病的恐惧。

（2）使患者主动接触，而非躲避触发因素，通过自我暴露于触发因素和定期锻炼（物理治疗）脱敏，从而建立平衡信心。

（3）解释和脱敏数周至数月，如果没有明显改善，应行认知行为治疗。同时配合应用选择性 5-羟色胺再摄取抑制剂（如帕罗西汀、西酞普兰、氟伏沙明或舍曲林）或三环类抗抑郁药 3～6 个月，联用抗焦虑药物（如劳拉西泮）数天至数周。

第二节 视觉诱发的眩晕/头晕

一、概 述

视觉诱发的眩晕（visually-induced vertigo，VIV）或称视觉诱发的头晕（visually-induced dizziness，VID），为方便表述，统称为 VID。VID 是指在某些视觉环境中触发前庭症状，或使已有的前庭症状加重。根据目前国际前庭疾病分类，不再使用空间和运动不适（space and motion discomfort，SMD）及视觉性眩晕（visual vertigo，VV），而是统称为 VID。

VID 患者不喜欢移动的视觉环境，如电影中的车流、人群、迪斯科灯光和汽车追逐场景。常在繁忙的视觉环境中出现症状，如在超市过道中行走时。VID 的其他名称包括视动性运动病、视觉性眩晕、空间和运动不适、视觉诱发运动病、杂货店过道或超市综合征等。

VID 可能是感觉不匹配或超敏反应的结果，不是独立存在的临床现象，常见于多种前庭疾病，如急性单侧前庭功能减退最初的中枢代偿阶段、VM 的畏光和畏声。VID 可能是对环境视觉刺激的超敏反应。临床上还有几种形式的超敏反应，如运动病、脑震荡后综合征、中枢敏化等。鉴于它们之间存在明显重叠，VID 可能是多种疾病的症状复合体和特征。VID 有时也可独立发生。研究认为，反复出现影响平衡的事件后，平衡三联的权重发生变化，强烈依赖视觉，在视觉刺激环境（如杂货店）下诱发 VID。

杂货店过道或超市综合征（grocery store aisle or supermarket syndrome）：一种持续的头晕、不稳感，因其在超市或杂货店货架之间行走时加重而得名。

广场恐惧症（space phobia）：对开放空间的异常恐惧，不受视觉空间、动觉或高度影响。临床特征是对轻度现象的严重夸大。空间恐惧症不是广场恐惧症的变体，而是由器质性的平衡障碍等多种原因引起的假性广场恐惧症综合征。

高度眩晕（height vertigo）：是一种处于高层建筑顶部时由视觉诱发的综合征，表现为姿势和运动的主观性不稳，以及对坠落的恐惧和自主神经症状，是急性"生理症状"。高度眩晕在诱导刺激终止后可自行缓解，重复暴露可习服。

二、流 行 病 学

VID 患病率仍不清楚，为 1%～80%。男性和女性之间是否有差异也不清楚。老年人 VID 风险增加。总体上，VID 患病率可能被低估。

三、发 病 机 制

VID 或更广义的超敏反应可能的机制主要是感觉不匹配和多感觉加工或整合异常理论。视觉-前庭不匹配通常发生在 VOR 出现错误时。VOR 取决于视觉反馈的存在，需要小脑校准与脑干整合。小脑或脑干信息处理错误时，VOR 无法校准，导致视觉-前庭不匹配。

四、临 床 表 现

（1）定向障碍，如头晕、站立不稳、眩晕。
（2）胃功能障碍，如恶心、呕吐；自主神经障碍，如出汗、面色苍白。
（3）觉醒障碍，如疲劳、注意力难以集中、脑雾。
（4）动眼神经问题，如眼睛疲劳、视物模糊。

一般没有旋转感。症状持续数分钟至数小时，可妨碍日常活动。复杂模式的运动，包括驾驶或乘坐车辆，纷乱的视觉环境，如在超市过道中出现的情况，观看电影或视频游戏，或计算机或电话屏幕滚动，会使头晕加重。患者因症状产生焦虑感，进而导致活动受限。与视动有关的疾病鉴别要点见表 4-2-1。

表 4-2-1　VID、运动病与振动幻视的鉴别要点

VID	视觉环境纷乱、移动等视觉扰动，不需要身体运动来激活症状
运动病	自身运动或乘坐交通工具激发自主神经反应，如恶心、呕吐、苍白、出汗
振动幻视	自身运动时视觉的跳动或振荡，常见于双侧前庭病

五、诊　　断

（1）视动引发以下一种或多种症状：①恶心；②胃部症状；③发汗；④头痛；⑤困倦；⑥眼睛疲劳/视物模糊。

（2）一个或多个症状在视动期间出现。

（3）症状是逐渐出现的。

（4）视动刺激停止后，症状最终可停止。

（5）不能被其他疾病或功能障碍更好地解释。

六、评 估 量 表

（1）运动病易感性问卷（motion sickness susceptibility questionnaire，MSSQ）：预测个体对运动病的易感性风险。

（2）视觉诱发运动病易感性问卷（VIMSSQ）：重点关注视觉对运动病的影响。该问卷侧重于恶心、头痛、头晕、身体疲劳和眼睛疲劳等五种症状，以及可能引发这些症状的情况或设备。

（3）儿童视觉诱发的头晕问卷（PVID）：量化儿童 VID 的存在及严重性，即视觉运动刺激（包括人群和计算机滚动屏幕）诱发的症状。PVID是评估儿童 VID 存在和严重程度的可靠和有效的方法。

（4）视觉眩晕模拟量表（VVAS）：评估 VID，特别是对既往有前庭病变的 VID 患者。

七、治　　疗

没有专门针对 VID 的治疗方法。治疗侧重于管理相关的疾病，如VM 或 PPPD，并可将药物治疗与前庭康复治疗结合。

1. 患者教育　向患者解释症状，VID 可能与各种前庭和神经系统疾病有关，包括未代偿的单侧前庭病变、PPPD、VM、脑震荡等，有助于患者的恢复。

2. 药物治疗

（1）抗焦虑药物，如劳拉西泮、氯硝西泮可用于伴焦虑的患者。

（2）5-羟色胺再摄取抑制剂（SSRI）或 5-羟色胺和去甲肾上腺素再摄取抑制剂（SNRI）：舍曲林、西酞普兰、艾司西酞普兰、帕罗西汀，或文拉法辛、度洛西汀等。

（3）当 VID 为前庭性偏头痛症状时，可使用三环类抗抑郁药、普萘洛尔、托吡酯、维拉帕米、文拉法辛或双丙戊酸钠等（具体用法参照第六章第二节）。

3. 前庭康复治疗　　包括对视觉刺激敏感的习服和适应。某些类型的 VID，特别是与外周前庭疾病相关的 VID，尤其适合前庭康复和习服治疗（参见第六章第四节）。

4. 认知行为治疗（CBT）　　有助于减轻患者对头晕和运动视觉对象的过度警觉，并提高应对症状的能力。CBT 和 SSRI 联合使用比单独使用单一治疗方法更有效。CBT 可以缓解功能性前庭疾病的症状，但尚缺乏专门针对 VID 症状治疗的证据，需要积累更多的临床证据，并不断完善。

第三节　慢性主观性头晕

一、概　　述

头晕症状是一种非特异性的主诉，临床上根据特定症状对前庭疾病进行分类。但有些患者不能清楚地描述头晕，这类模糊的症状可能为"心因性头晕"。认识精神因素在头晕症状中的重要作用是临床决策的重要一步。精神疾病可能是头晕的原因，头晕也可能诱发精神疾病。由于对疾病理解的局限性，心因性头晕还是一种排除性诊断。各种原因引起的短暂头晕也可演变为持续性的慢性头晕。为了更好地定义"心因性头晕"这一疾病实体，经过学者多年努力，提出了"慢性主观性头晕"（chronic subjective dizziness，CSD）这一定义，并给出了可靠的诊断标准，阐述了可能的病因，建立了理论框架，确定了有效的治疗策略。

建立在 PPV 及 SMD、VID 基础之上的 CSD 是一种持续性的非旋转性头晕、头昏沉或主观失衡并伴有运动敏感和（或）视觉性眩晕的眩晕综合征。

二、流　行　病　学

CSD 缺乏相关的流行病学数据，可以参照 PPPD 的流行病学数据。

三、发　病　机　制

1. 易感因素 包括气质、强迫人格。焦虑/恐惧气质与 CSD 的关系最为密切。神经质的患者表现为慢性焦虑，对一些生活事件易出现烦躁不安和心身症状。气质可能决定 CSD 患者的临床病程、精神疾病共病和对治疗的反应。

2. 诱发因素 包括心理因素、医学事件和心理因素与医学事件的交互作用等。2/3 为医学事件；1/3 为心理因素（精神疾病），主要为惊恐发作。根据诱因，CSD 有三种模式：①心因性 CSD，无医学事件，由焦虑症触发，几乎均为惊恐障碍。这一类型占 CSD 病例的 1/3。②耳源性 CSD，既往无精神疾病，CSD 出现之前有急性眩晕或头晕。这一类型可与焦虑或抑郁障碍共病，但不是诊断的必要条件。③交互性 CSD，在医学事件急性眩晕或头晕前已有精神疾病或强烈的焦虑倾向。与耳源性 CSD 一样，急性事件缓解之后出现 CSD。CSD 出现后，既往的精神疾病也加重。

急性前庭综合征或其他破坏平衡功能的疾病作为诱发事件触发生理和行为适应，增强视觉或体感输入的权重，同时对头部和身体运动的关注度增加，行走更为谨慎。急性事件缓解后，容易发生焦虑的人格特征，引起急性焦虑反应，使得姿势和动眼神经控制恢复延迟。日常运动也采用高风险策略，并对较低需求的空间和运动刺激采用高风险策略。这是 PPV 和 CSD 病理生理的一致之处。而 PPV 和 CSD 的机制有两个不同之处：①PPV 病理生理过程包括焦虑相关人格特征的更大特异性；②PPV 在多感觉整合中，更关注视觉依赖，而不是姿势控制。

多种躯体和心理事件可激发 CSD。新发眩晕比胸痛或偏瘫等其他灾难性症状更易引发焦虑。新发头晕可能激活恐惧适应机制，把自觉的警惕和战斗/逃跑反应与运动刺激和姿势控制的意识活动联系起来。

3. 慢性化因素 CSD 出现后，条件反射强化（如运动和姿势控制的过度兴奋），使得对运动刺激更敏感。即使触发 CSD 的医学事件很快治愈，也会形成让 CSD 持续存在的恶性循环。这可以解释患者短暂眩晕缓解后，CSD 持续存在的现象。异常的认知过程也是 CSD 持续存在的原因，伴焦虑或抑郁的 CSD 患者常有灾难性的思绪（如头晕导致撞车）和烦躁的想法（如长期残障）。这些异常的认知过程在焦虑/恐惧或神经质的患者中更易发生。

四、诊断标准

（1）主要躯体症状是持续性非旋转性眩晕、头晕、头昏或主观性失衡，3 个月中大多数时间持续存在。患者经常诉说站立时有摇摆感，或行走时有向一侧的偏斜感，但无明显失衡或共济失调。

（2）对运动刺激过敏，包括自我运动和环境中物体的运动。

（3）在复杂的视觉环境中或在特别需要视觉的任务（如阅读或使用计算机）时头晕加剧。

诊断标准中（2）和（3）是在特殊环境中 SMD 和 VID 的表现。根据神经耳科评估结果，CSD 患者可能有前庭损伤史，但体检未发现活动性前庭疾病（即已经代偿的外周性前庭功能损伤）。平衡功能测试可能未发现有诊断价值的异常，也没有外周或中枢活动性前庭功能障碍的证据。神经影像学检查不能解释慢性眩晕。患者也可能开始有阵发性非前庭疾病性头晕，如晕厥前（也称为近乎晕厥）发作、某些药物的不良反应或短暂性心律失常。与前庭激发类似，诱因完全停止后，如果眩晕和运动敏感持续>3 个月，即可诊断为 CSD。CSD 的慢性症状不是未代偿的前庭功能障碍的临床表现，依据如下：①前庭功能障碍和 CSD 的临床症状不同。活动性前庭功能障碍可导致眩晕、共济失调和振动幻视。CSD 的主要症状是非眩晕性眩晕、主观性失衡和非特异性视觉主诉。活动性前庭功能障碍患者可以通过保持头部静止来减少症状。CSD 患者静止时也可有症状。②神经耳科疾病与持续性非旋转性头晕无关。③CSD 诊断标准中，（2）和（3）主要见于 SMD 和 VID，可见于前庭功能障碍患者，也可见于没有前庭功能障碍的患者。④CSD 的激发因素，包括惊恐发作、中枢性和外周性前庭功能损伤、偏头痛、创伤性脑损伤、自主神经功能障碍和药物不良反应等短暂的医疗事件（表 4-3-1）。

因此，CSD 是一种与特定的神经耳科疾病无关的持续性头晕和运动敏感，而不是纯粹的神经耳科疾病。

五、治 疗 原 则

（1）患者教育。

（2）认知行为治疗。

（3）前庭康复训练。

（4）药物治疗：5-羟色胺能抗抑郁药。

表 4-3-1 非耳科疾病相关的 CSD 的主要特征

疾病	主要特征
焦虑	预期到与头晕相关的情况时焦虑（例如，如果去购物，离家前就变得焦虑）
恐慌和恐惧障碍	因害怕回避与头晕相关的情况（例如，不开车，担心头晕把车撞坏）
	惊恐发作（例如，突然发生心悸，无法呼吸）
广泛性焦虑	对多个话题长期、过度担忧（例如，旁人说自己杞人忧天）
轻微焦虑	低水平的焦虑症状，日常活动的轻微中断（例如，担心头晕，但并不影响工作和生活）
中枢神经系统疾病	HIS（国际头痛学会）标准
偏头痛	单侧或眶后头痛
	恶心、呕吐
	畏光或畏声
	持续时间为 4～72h
	有或无先兆
	在前庭性偏头痛中，头晕可能暂时与其他头痛症状无关
创伤性脑损伤	头部受伤后不久开始的非特异性头晕
	脑震荡后综合征的其他主要症状
	抑郁或易怒
	头痛
	失眠或体力不佳
	短期记忆丧失，注意力无法集中

疾病	主要特征
自主神经功能障碍	劳力性头晕
	直立耐受性降低
	晕厥或晕厥前症状（可能不明显）
	挑衅性倾斜试验结果
心脏疾病	偶发性眩晕或头晕
心律失常	心律失常的心电图证据

第四节　恐惧性姿势性眩晕与慢性主观性眩晕整合的尝试

　　Brandt 和 Dieterich（1986）定义了恐惧性姿势性眩晕（PPV），这是研究前庭和精神疾病之间关系的关键一步。Brandt 认为 PPV 是由环境（如桥、楼梯、繁忙的街道）或社会因素（如人群、商店、餐馆）刺激引起的体位性眩晕和波动性不稳感。PPV 最初可由前庭功能障碍、内科疾病或心理压力引发。根据 Brandt 和 Dieterich 的定义，PPV 包括两个行为标准：①强迫性人格、不稳定的情感和轻度抑郁；②焦虑和自主神经功能障碍。根据当时的认识，PPV 是第二个最常见的头晕原因，仅次于 BPPV。PPV 是一种稳定的、临床上可识别的疾病。PPV 的自然病史是以严重程度有起伏和呈逐渐减轻的慢性头晕及不稳感为标志。在诊断方面能够将 PPV 与恐慌和其他精神疾病区分开来。这部分患者曾被纳入二分法定义的心因性头晕（即没有明确可识别的医学原因的头晕）中。由于 PPV 的诊断混合了躯体、行为和个性特征，不便于病理生理学研究结合临床应用，PPV 的定义也未被正式确认。因此，PPV 提出后的 25 年中，只有少数欧洲医疗中心使用 PPV 这一诊断。21 世纪初，Staab 和 Ruckenstein 在系列研究的基础上，确定了 PPV 的核心临床特征、简化和验证诊断，并进行治疗试验，提出了慢性主观性眩晕（CSD）这一临床综合征。表 4-4-1 显示了这一努力的结果。

表 4-4-1 PPV/CSD/PPPD 的综合临床特征

特征	主要内容	解释
主要躯体症状	持续不稳、头晕或两者兼而有之，至少在一天的部分时间出现，持续 3 个月或更长时间。不稳和头晕可能会时好时坏	眩晕不是 PPV/CSD/PPPD 的症状，但 PPV/CSD/PPPD 伴前庭障碍可出现阵发性眩晕，伴慢性不稳和头晕
与姿势的关系	主要症状与身体姿势有关，行走或站立时最严重，坐位时不太严重，平卧时不严重（或很少出现）	姿势性和直立性症状不同。站立时会出现姿势性症状。直立性症状发生在站直的时候
刺激因素	症状出现无特定诱因，但以下一种或多种原因可加重： ·主动或被动的自身运动，无具体的方向或位置 ·大视野移动视觉刺激或复杂视觉模式（即 VID） ·小范围、精确的视觉活动（如使用计算机、阅读等）	刺激因素包括自身运动、有挑战性运动刺激或处于复杂视觉线索的环境中，以及执行精密视觉任务，如使用计算机或阅读。PPV/CSD/PPPD 没有明显诱因时可出现，但通常为弱刺激累积后造成
触发因素	·急性或复发性前庭疾病或功能紊乱 ·急性或反复出现的导致身体不稳或头晕的医学问题 ·急性或复发性精神障碍，导致不稳或头晕	按患病率排序：急性前庭疾病（代偿或未代偿）、惊恐发作、前庭性偏头痛、轻度创伤性脑损伤或挥鞭样损伤、广泛性焦虑、自主神经障碍、心律失常、复发性前庭疾病、药物不良反应和其他医学事件
体格检查和实验室检查	体格检查和实验室检查通常正常，但作为前庭或其他医学状况的证据（发作期、治疗后和治愈）	PPV/CSD/PPPD 可单独存在或与其他神经耳科或内科疾病共存。阳性不能排除 PPV/CSD/PPPD，可为共病。姿势图可见独特的摆动模式
行为症状	行为评估可正常，或者作为临床上显著的心理痛苦或日常活动变化的证据	PPV/CSD 是独特的临床实体，而不是精神疾病。PPV/CSD/PPPD 患者可有也可无行为障碍共病，主要为焦虑障碍

　　PPV/CSD 临床特点包含以下六个方面：①主要躯体症状；②躯体症状与姿势的关系；③刺激因素；④触发因素；⑤身体检查和前庭实验室检查的结果；⑥行为因素。PPV 和 CSD 主要的躯体症状基本相同。PPV/CSD 通常是慢性的，经常持续数月至数年。不稳感和头晕大多整天存在，严重程度可变，特别是在早上或长时间休息后，症状可减轻。体检时平衡功能基本正常，仔细观察可见站立时摇摆或摇晃，或者在行走时左右摇摆。姿势性症状是 PPV/CSD 的组成部分，站立或行走时症状出现。PPV 的刺激因素为桥梁、人群等，而 CSD 的刺激因素为头部运动、复杂视觉刺激等。本质上两者相似。视觉诱发症状的出现似乎对 PPV/CSD 更敏感和特异。PPV 和 CSD 被认为是前庭、医学或精神病学触发因素的结果。先前的前庭障碍、其他严重的医疗状况和心理压力是 PPV 的触发因素。最常见的触发事件包括以前的急性外周或中枢前庭疾病，如 BPPV 或前庭神经炎（25%）、惊恐发作（尤其是年轻成人，15%～20%）、前庭性偏头痛（15%～20%）、广泛性焦虑（15%）、轻度创伤性脑损伤（如脑震荡或挥鞭样损伤，尤其是年轻男性，10%～15%）和自主神经障碍（7%）。心律失常、复发性前庭疾病、药物不良反应和其他医疗事件各占 1%～2%。与多种其他疾病并存，包括上述慢性或复发性疾病本身的触发疾病（如恐慌和广泛性焦虑、偏头痛、创伤性脑损伤、自主神经功能障碍和节律障碍）。

　　PPV/CSD 不同于恐慌和其他焦虑症，惊恐不是 PPV/CSD 刺激性反应的主要部分。焦虑和抑郁症状在 PPV/CSD 中很常见，但并不普遍。临床上，约 60%的 PPV/CSD 患者有明显的焦虑症状，约 45%有明显的抑郁症状。但更为重要的是，25%的 PPV/CSD 患者没有焦虑症状，也没有抑郁症状。焦虑和抑郁症状不是 PPV/CSD 必备的，而是常见的共病。焦虑和抑郁在 PPV/CSD 患者中很常见，在其他前庭疾病患者中程度较轻。同样，PPV/CSD 有多种行为因素，但不是其核心表现。

　　基于 PPV/CSD 的临床经验数据，ICVD 行为疾病小组委员会将 PPV 和 CSD 调和成一个国际上可接受的定义，形成 PPPD-功能性前庭疾病的雏形。

第五节　持续性姿势知觉性头晕

　　持续性姿势知觉性头晕（persistent postural perceptual dizziness,

PPPD）是一种基于 PPV 和 CSD 构建的疾病，在 ICD-11（世界卫生组织，2015）beta 草案中被首次定义。功能性前庭疾病比结构性前庭疾病更常见。临床最大的难点是要抛开强调结构性疾病的二分法思维，支持同时评估结构性、功能性和精神障碍的"三管齐下"的方法。前庭症状的功能性病理生理学机制不难理解。动态姿势图分析和功能性脑成像已在推动对功能性前庭疾病的认识。诊断和治疗需要多学科合作。

　　PPPD 作为功能性神经疾病（FND）的一种，可以从树木-森林的比喻去理解 FND 的全貌（图 4-5-1）：可以将 FND 比喻为一个共同根系的森林。表面的神经症状（实线白底框）是可见的"叶子"，背后的神经精神引擎是共享的根系（实线灰底框），强调表征源于共同的病理。特定的心理社会环境是神经心理脆弱的土壤（实线黑框）。神经系统反应性的改变（虚线白底框）作为根系和表型/症状表达的中间通道，即自主神经紧张或分离的增强。FND 有多种表型。在生物-心理-社会框架内，FND 的驱动因素从简单到复杂，包括易感、诱发和存续因素，并且不能仅根据 DSM-5 解释。

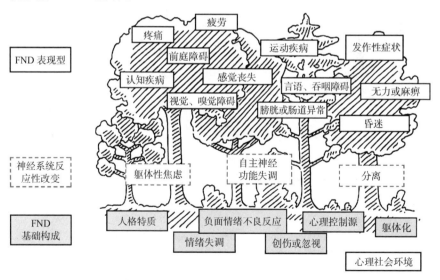

图 4-5-1　功能性神经疾病（FND）全貌，前庭疾病是 FND 的表现型之一
（修改自 Sarah C. Lidstone，2020）

一、概　　述

PPPD 是一种以非旋转性眩晕或（和）不稳感为表现的慢性前庭综合征，于 2015 年被世界卫生组织 ICD-11 beta 草案录入，是指患者出现超过 3 个月或更久的持续性非旋转性眩晕及不稳感，可自发出现，也可在突然运动时发作，在直立位、复杂视觉刺激及头部运动时症状加重。通常继发于急性或发作性前庭综合征及平衡相关性疾病，强烈头晕或平衡失调的正常生理反应见图 4-5-2。

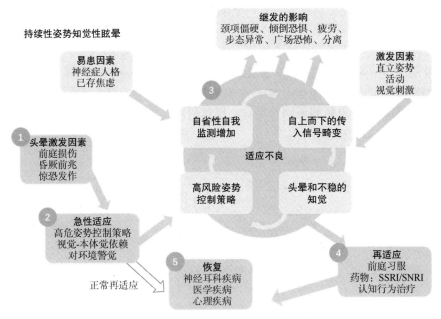

图 4-5-2　PPPD 中强烈头晕或平衡失调的正常生理反应

1. 强烈头晕或平衡失调，不能依赖前庭信息，需要其他的感觉和运动控制系统替代。2. 急性发作后，可以经过适应恢复正常。3. 如果没有恢复正常，会出现适应不良导致的恶性循环，部分原因是过度的自省和焦虑。身体位置的体感信息被放大和扭曲，产生主观性眩晕，并使运动控制处于警觉状态，出现步态僵硬、恐惧回避和精神疲劳等。4～5. 治疗是通过减少焦虑和自我监控，适应刺激因素，促进自动运动控制，直到康复，使系统重新适应正常功能

二、流 行 病 学

目前尚无确切的流行病学研究资料，其发病率主要依据 PPV、CSD 和急性前庭综合征后慢性头晕患者的统计资料来判断。国外三级头晕中心统计，PPV 和 CSD 的发病率仅次于 BPPV，分别居于眩晕症的第二位和第三位。PPV、CSD、PPPD 多见于女性，青少年至中老年均可发病。患者就诊时平均病程约 4.5 年，部分可达数十年。所致残障程度差异大，少数患者可自行缓解，日常生活很少受限。多数患者的病程呈慢性、波动性，3/4 的患者合并有焦虑或抑郁，严重者可影响日常生活、工作。

三、发 病 机 制

根据现有的研究，PPPD 可能的发病机制包括与焦虑有关的人格特征的危险因素、作为起始病理反应的对急性症状的高度焦虑和警觉、异常的姿势控制策略和多感觉整合，以及对症状维持的空间定向和威胁评估网络皮质区整合减少。

1. 产生焦虑的有关因素 PPPD 的发生与焦虑有关的人格特征密切相关。PPPD 患者合并焦虑达 79.3%。急性前庭神经炎或 BPPV 患者对头晕的高度焦虑状态会持续超过 3~12 个月，突发事件的高度焦虑反应可能是 PPPD 发展中关键的初始病理生理过程，早期特异性干预可改变慢性化。

2. 姿势控制策略的改变 PPPD 患者的焦虑可引起姿势调节异常，过度关注头和身体的运动，包括腿部肌肉的协同收缩。在低频肌肉静息状态时表现为以共同收缩小腿肌肉为特征的高频低幅度姿势性摆动；而健康人只有站在一定高度挑战平衡的情况下才使用这种姿势控制策略。

3. 对视觉的过度依赖 VID 是 PPPD 的重要表现之一。VID 患者有视觉依赖；急性 VID 后头晕持续 6 个月以上的患者，视觉依赖程度高于无慢性症状的患者；在视觉移动的环境中，伴焦虑者也比仅有焦虑者身体摇摆幅度更大。这些患者都有依赖视觉信息进行空间定位的特质倾向。

4. 前庭觉主要相关脑区的变化　　应用功能性磁共振成像（fMRI）测量大脑的前庭、视觉与焦虑相关区域的活动和连接，观察到可能与焦虑状态有关的顶岛叶前庭皮质（PIVC）、前岛叶、额下回、海马和前扣带回皮质的刺激相关活动减少；同时也发现颞叶皮质、扣带回皮质、中央前回、海马、前额叶背外侧皮质、尾状核和小脑灰质体积缩小；在视皮质、辅助运动区和体感加工等结构中，患者病程与灰质体积呈负相关。这些结果表明，PPPD 患者负责高水平空间定位、多感官整合和威胁评估的脑功能区域不能像正常人那样活跃或有正常连接，导致姿势和凝视控制功能降低，难以有效整合。

四、临 床 评 估

（1）主要躯体症状，也称核心症状。
（2）与姿势的关系。
（3）刺激因素。
（4）触发因素。
（5）行为症状。
（6）体格检查和实验室检查。
（1）～（6）详细内容参见表 4-4-1。

五、诊 断 标 准

（1）多数时间有头晕、不稳、非旋转性眩晕中的一个或多个症状，持续时间≥3 个月。
1）症状持续时间长，常持续数小时，但症状严重程度可波动。
2）每天症状的持续时间可以<24h。
（2）持续的前庭症状无明确诱因，但以下 3 种因素可致症状加重。
1）直立姿势。
2）主动或被动运动，但与运动方向或位置无关。
3）暴露于移动视觉刺激或复杂视觉环境。
（3）通常由引起头晕/眩晕、平衡障碍的疾病触发，包括急性/发作性/慢性前庭综合征，其他神经科、内科疾病及精神心理疾病。

1）急性/发作性疾病触发的，触发事件缓解后的临床症状表现为诊断标准（1）所示的模式。初始症状可间歇性发作，并逐渐演变为持续性。

2）慢性综合征触发的，缓缓起病，临床症状渐进性加重。

（4）症状给患者带来严重的痛苦或功能障碍。

（5）症状不能由其他疾病更好地解释。

诊断标准注释：①（2）中3种加重PPPD临床症状的因素，只要满足其中之一即可。②重视PPPD诱发事件的问诊，强调动态演变过程对诊断的重要性，防止诊断扩大化；有的患者可能找不到具体的触发原因，特别是持续多年且最初临床无记录者，可能需要一段时间的前瞻性观察。③体格检查、实验室检查或影像学检查不是确诊PPPD的必备条件，但需完善上述检查来鉴别并排除其他疾病，明确是单独发生还是与其他疾病并发。④PPPD不是排除性诊断。不应对仅有非特异性慢性前庭症状或有难以解释但不符合其定义的患者做出PPPD诊断。

六、鉴 别 诊 断

PPPD的鉴别诊断参见表4-5-1。

表 4-5-1　PPPD 的鉴别诊断

急性诱因的慢性后遗症	未代偿的外周前庭损伤
	创伤性脑损伤的残余缺陷，包括脑震荡后综合征
	卒中的残余缺陷
	持续去条件反射
发作性综合征的共存表现	良性阵发性位置性眩晕
（即急性或慢性症状）	前庭性偏头痛
	惊恐发作
	梅尼埃病
	阵发性心律失常
慢性诱因的持续表现	自主神经功能紊乱
	广泛性焦虑
	周围神经病变

续表

慢性诱因的持续表现	双侧外周前庭功能丧失
	前半规管裂综合征
	登陆综合征
	神经退行性疾病
其他慢性疾病或表现	维持治疗药物（如抗高血压药）的副作用
	广场恐惧
	害怕跌倒
	躯体症状/身体不适障碍
	功能性步态障碍
	大脑白质疾病
	直立性震颤
	重度抑郁症

七、治　疗

PPPD 的治疗主要包括患者教育，药物、前庭康复和认知行为治疗。

1. 患者教育　相对于大多数结构性疾病，在功能性疾病中，对潜在机制的理解是至关重要的。PPPD 患者应了解疾病转归，以增强治疗信心。

2. 药物治疗　主要是 5-羟色胺再摄取抑制剂或 5-羟色胺和去甲肾上腺素再摄取抑制剂，包括盐酸舍曲林、草酸艾司西酞普兰、盐酸帕罗西汀、盐酸氟西汀、马来酸氟伏沙明等；但此类药物的疗效不具有特异性，临床上常是一种或几种治疗方法组合，如药物治疗加前庭康复或认知行为治疗等。

3. 前庭康复治疗（表 4-5-2）　PPPD 患者的康复主要针对平衡和视觉性眩晕进行。

4. 认知行为治疗（CBT）（表 4-5-2）　是通过使患者的思维和行为改变纠正不良认知，以消除不良情绪和行为、达到改善症状的一种治疗方法，包括调整患者对疾病与症状的不良认知，减轻患者对症状的过分关注，解决因采取不良应对方式带来的情绪问题与社会功能损害等。

表 4-5-2 PPPD 的前庭康复和认知行为治疗

症状/行为	前庭康复治疗	认知行为治疗
僵硬的站姿和步态(包括共存的功能性步态障碍)	使站姿正常化(放松姿势,正常的体重分布) 使步态正常化(放松步态、自然步幅、消除不必要的步态辅助)	降低过度的身体警惕 消除对头晕或跌倒的恐惧
对自身动作敏感	适应练习(头部、眼睛和身体运动逐渐增加)	降低过度的身体警惕 补充物理疗法的脱敏策略
视觉依赖	适应练习(逐渐暴露于越来越复杂的模式和移动的视觉刺激)	降低过度的身体警惕 补充物理疗法的脱敏策略
避免激发环境	逐渐暴露	对抗预期焦虑 鼓励逐步暴露

八、预　　后

在急性触发事件后发病的早期接受干预者比在急性触发事件后没有接受干预者的预后要好。目前尚不能确定 PPPD 是否是一种持续终身的疾病。但与未接受任何治疗的患者相比,接受前庭康复治疗和 CBT 及药物治疗的患者生活质量更高,恢复正常活动更快。

第六节　登陆综合征

一、概　　述

登陆综合征(Mal de Débarquement syndrome,MdDS)字面意思为"上岸不良"(源于法语),指的是在运动后出现的长时间和不适的运动感。通常发生在漫长的海上航行之后,但长时间的飞机旅行、火车旅行和太空飞行之后也会出现。症状包括摇晃、摇摆和失衡。MdDS 与普通的运动病、晕船和"陆地病"不同,症状持续 1 个月或更长时间。此外,也与内耳疾病和晕船不同,多数 MdDS 的症状随着再次接触运动而改善,如驾驶汽车。

二、流 行 病 学

据研究，MdDS 的患病率为 1.3%，因本病易被误诊，尚无更为可信的流行病学数据。女性在 MdDS 中占优势，可能是由于其与偏头痛高度相关。

三、发 病 机 制

MdDS 的主要特征是在海上航行后以 0.2Hz 或飞行后以 0.3Hz 的客观或感知到的连续摇摆和（或）起伏感，可持续数月至数年。MdDS 的症状继发于持续的运动刺激。以往认为这种疾病可以归因于前庭系统中速度储存积分器的适应不良，但驱动 MdDS 的实际神经机制仍未知。根据灵长类动物的研究，小脑结节内浦肯野细胞的信号驱动脑干两侧的 VO（vestibular-only，仅接受前庭刺激）神经元，且 VO 神经元仅接受 0.2Hz 或 0.3Hz 的前庭刺激，并在速度储存积分器中产生往复振荡。

1. MdDS 适应说　患者已经适应不寻常的运动环境，如乘船旅行回到稳定的地面时，已经产生的适应没有消失。MdDS 不是病理性疾病，不伴前庭损伤，由运动暴露引起。乘船旅行暴露于角加速度和线性运动，一些运动可预测，另一些不可预测。航行时，为了维持直立平衡，大脑须调整下肢和身体的运动，选择性地改变躯体感觉信息或躯体感觉和视觉信息的权重，对抗航行运动的节奏模式。

2. MdDS 续存的内部模型理论　船只周期性运动的内部模型——船只运动产生的内部振荡器可能允许人们选择显著的感官输入（船只浪涌）而忽略不显著的输入（船只俯仰）。周期性运动结束后，中枢神经元持续振荡。此外，正弦旋转的刺激模式可诱发摇摆性运动后错觉。

3. MdDS 的继发性并发症说　涉及焦虑和对症状的专注。但这些观点不能解释 MdDS 的年龄和性别分布（女性高发）。

4. MdDS 的机械论　认为 MdDS 由 VOR 对旋转过程中头部旋转

的不适应引起，但这一理论不能解释 MdDS 患者在驾驶时表现更好的现象，也不能解释在普通环境运动后的数天内，VOR 可重新恢复这一现象。

四、临 床 表 现

（1）多种形式的被动运动暴露可引发症状，以海上旅行最普遍，占 60.6%～83.3%。航空旅行＜41%，而陆地旅行＜16%。

（2）患者可分为"纯" MdDS（仅由运动触发）和"混合" MdDS（由运动触发和自发）。其他常见的非运动触发因素包括压力、位置变化、头部运动和激素变化。

（3）MdDS 最突出的症状是摇晃（93%）、摇摆和（或）上下摆动（81%）的主观感觉。其他症状包括定向障碍、姿势不稳定、失衡、疲劳、认知障碍和运动恐惧症。

（4）MRI 和神经耳科学检查（如眼震电图、眼震视频图和听力图）正常或非特异性异常。

五、诊 断 标 准

（1）以摇摆感（前后摇晃、上下起伏或左右摇摆）为特征的非旋转性眩晕，每天大部分时间存在或为持续性。

（2）被动运动刺激暴露结束后 48h 内出现症状。

（3）再暴露于被动运动刺激（如驾车）可使症状得到暂时缓解。

（4）症状持续时间。

1）演变中的 MdDS：症状持续＞48h，观察期未满 1 个月。

2）暂时性 MdDS：≤1 个月时症状缓解，观察期已≥1 个月。

3）持续性 MdDS：症状持续＞1 个月。

（5）症状无法用其他疾病更好地解释。

MdDS 与陆地病的鉴别：41%～73%的从海上航行下船的人经历不稳定，即通常所谓的陆地病，常持续≤48h（表 4-6-1）。

表 4-6-1　MdDS 与陆地病的鉴别

	MdDS	陆地病
持续时间	>1 个月或持续数年（持续性 MdDS）	≤48h
性别	女性占 80%	男女类似
晕船	无	有
驾驶时缓解	是	否

六、鉴 别 诊 断

　　MdDS 的鉴别疾病主要包括运动诱发的 MdDS、VM、焦虑相关的头晕及 PPPD（表 4-6-2）。其中，VM 与 MdDS 的关系需要特别关注。目前认为，偏头痛、VM 和 MdDS 之间存在关联。如果 MdDS 共患 VM 或偏头痛，头晕程度更严重，对工作影响更明显。

表 4-6-2　MdDS 与其他形式的头晕的鉴别诊断

	运动诱发的 MdDS	VM	焦虑相关的头晕	PPPD
发病情况	突发、在乘船或飞机旅行之后	自发性、由压力/食物触发	压力后、自发性	在前庭疾病、医学疾病或心理压力之后发病
头晕描述	摇摆、摆动	旋转、漂浮、恶心、摇摆	摇摆、漂浮、旋转	摇摆、摆动
偏头痛加重	类似于普通人群	标准的一部分	类似于普通人群	增加
临床检查	通常正常，或 Fukuda 踏步试验侧向移动	通常正常，Romberg 测试有时为阳性	通常正常	通常正常
前庭测试	正常	正常或低速静态位置性眼震	正常	左侧或显示前庭代偿不完全
药物治疗反应	苯二氮䓬类药物或 5-羟色胺能抗抑郁药物可缓解症状	偏头痛预防药物和生活方式改变可改善	抗焦虑药和（或）行为治疗可以改善	5-羟色胺能抗抑郁药物和前庭康复可以改善

七、治　疗

（1）患者教育：安慰患者，等待 MdS 自行缓解（通常在 6 个月内）。

（2）苯二氮䓬类，最为有效的是氯硝西泮，但需要防止成瘾。

（3）选择性 5-羟色胺再摄取抑制剂等药物可有帮助，如加巴喷丁、阿米替林和文拉法辛等对偏头痛有效的药物是目前治疗 MdDS 最有效的药物。

（4）共病的治疗：最重要的共病是偏头痛及前庭性偏头痛。MdDS 并发偏头痛，或并发 VM 的患者比单纯的 MdDS 对患者的影响更大。针对共病偏头痛和 VM 的预防性治疗有助于改善 MdDS 患者的症状及预后。

（5）前庭康复治疗对 MdDS 的疗效尚不明确，基于视觉刺激的习服治疗可能前景较好。

（6）经颅磁刺激疗效较好。

参 考 文 献

中国医药教育协会眩晕专业委员会，2021. 持续性姿势-感知性头晕专家共识. 中华耳科学杂志，19（6）：992-996.

Brandt T，1996. Phobic postural vertigo. Neurology，46（6）：1515-1519.

Bronstein AM，2004. Vision and vertigo：some visual aspects of vestibular disorders. J Neurol，251（4）：381-387.

Bronstein AM，Golding JF，Gresty MA，2020. Visual vertigo，motion sickness，and disorientation in vehicles. Semin Neurol，40（1）：116-129.

Dieterich M，Staab JP，2017. Functional dizziness：from phobic postural vertigo and chronic subjective dizziness to persistent postural-perceptual dizziness. Curr Opin Neurol，30（1）：107-113.

Hebert JR，Subramanian PS，2019. Perceptual postural imbalance and visual vertigo. Curr Neurol Neurosci Rep，19（5）：19.

Huber J，Flanagin VL，Popp P，et al，2020. Network changes in patients with phobic postural vertigo. Brain Behav，10（6）：e01622.

Indovina I，Passamonti L，Mucci V，et al，2021. Brain correlates of persistent postural-perceptual dizziness：a review of neuroimaging studies. J Clin Med，10（18）：4274.

Popkirov S, Stone J, Holle-Lee D, 2018. Treatment of persistent postural-perceptual dizziness (PPPD) and related disorders. Curr Treat Options Neurol, 20 (12): 50.

Staab JP, 2012. Chronic subjective dizziness. Continuum (Minneap Minn), 18 (5 Neuro-otology): 1118-1141.

Steenerson KK, Hoskin J, Fife TD, 2022. Visually induced dizziness. Curr Opin Neurol, 35 (1): 113-117.

第五章　前庭行为心理疾病评估

第一节　前庭功能评估

一、眩晕患者的床旁检查

（一）眼动检查

评估眩晕患者 VOR 相关的眼动至关重要。眼震是观察的主要内容。眼震可自发，也可诱发（如 Dix-Hallpike 试验）。眼震可为水平、垂直或扭转向地性（向地面）或背地性（远离地面）。根据亚历山大定律，向正常侧凝视时，眼震更明显。眼震强度分为 3 度。

Ⅰ度眼震，只在向眼震快相侧凝视时可见眼震。

Ⅱ度眼震，中间凝视和在快相方向凝视时可见眼震。

Ⅲ度眼震，所有水平方向都可见眼震（包括向慢相侧凝视）。

凝视性眼震可方向不变或方向改变，后者一般见于中枢性眩晕。Frenzel 镜是防止固视抑制的镜片，使眼震更易于观察。眼震电图或视频眼震图记录设备的前庭测试可以提供前庭功能客观、定量评估。

1. 自发性眼震

（1）检查方法：要求患者以最佳矫正视力（配戴眼镜或隐形眼镜）在正中凝视位注视固定目标，注意眼震的振幅、方向和固视的影响。观察眼震或有节律的眼动。在 Freznel 透镜（或眼震视图）下重复，观察固视的影响。

（2）临床意义：迷路和第Ⅷ脑神经的损伤产生方向固定的水平旋转性眼震，在 Freznel 透镜下增强。向眼震快相方向凝视时，眼震增强。可见于刺激性（眼震向患耳）和破坏性（眼震向健耳）病变。而脑干、小脑和大脑的病变会导致较低强度、凝视变向的水平、垂直、扭转或钟摆性眼震，且在 Freznel 透镜下减弱，如周期交替性眼震（PAN）、先天性眼震和小脑中线病变。

2. 凝视性眼震

（1）原理：偏心凝视保持能力由脑干和小脑中线控制，特别是前庭小脑（尤其是绒球小结叶）。如果这些机制异常，眼睛无法保持在偏心位，向中线漂移，随后通过快速扫视重新向目标注视。

（2）检查方法：让受试者凝视放置在中心左右 20°～30°的目标 20s。观察凝视诱发性或自发性眼震的方向、形式或强度的变化。

（3）临床意义：中枢性凝视诱发的眼震特点是不同方向凝视，眼震方向改变。相反，周围性凝视性眼震表现为当向快相侧凝视时自发性眼震增强、向慢相侧凝视眼震减弱但方向不变。凝视诱发的眼震的原因：药物（镇静剂、抗癫痫药）、酒精、中枢神经系统肿瘤和小脑变性综合征等。

3. 固视抑制试验

（1）原理：自发性眼震或旋转诱发的眼震受到小脑绒球的抑制性调节。

（2）检查方法：要求患者手臂前伸，专注于自己的食指。如果是在转椅上，患者以 2Hz 旋转，同时要求患者注视与其一起移动的手指。检查者可观察旋转过程中诱发的前庭性眼震，该眼震在固视状态下减弱。

（3）临床意义：视力正常，固视抑制失败提示小脑绒球功能障碍。该测试与前庭冷热试验中的固视抑制同理。

4. 头脉冲试验（head impulsive test，HIT）

（1）原理：检查在高速运动过程中完成，脉冲侧的检查结果只反映该侧的功能，对侧半规管处于完全抑制状态。眼睛随头部运动，需要快速扫视来重新注视目标（也称再注视扫视、矫正性扫视、补偿性扫视或代偿性扫视）。与一般的旋转试验有根本区别。

（2）检查方法：HIT 由 Halmagyi 和 Curthoys 于 1988 年提出。受试者头前倾 30°，以一个小角度快速向左或向右转动头部，同时要求患者将眼睛集中在检查者身上（如鼻尖）。正常时眼睛注视正常。向前庭功能低下侧快速转头时，眼睛无法跟随头部移动而保持稳定，检查者可观察到患者眼睛开始时无法凝视前方目标点，随后才重新定位到目标，即出现明显的矫正性扫视，见图 5-1-1。

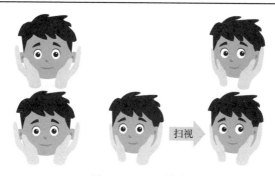

图 5-1-1　HIT 检查

水平半规管 HIT 检查，头部快速向一侧转动 15°~20°，患者注视固定的目标（一般为检查者的鼻尖），检查者注意观察患者的眼动及其方向。上图：HIT 检查阴性，眼睛位置保持稳定。下图：右侧外周前庭功能低下时，右侧 HIT 检查阳性。眼睛偏向转头的方向。HIT 停止后，补偿性扫视将视线再次回到目标上

（3）临床意义：HIT 可以评估半规管功能减退，检查中观察到眼动（扫视）是脉冲侧半规管功能减退的标志，阳性常见于迷路炎、前庭神经炎等。

5. 摇头眼震（HSN，也称摇头后眼震）

（1）原理：HSN 是旋转平面内前庭输入失衡的一种病理体征，通常与单侧前庭功能减退有关。

（2）检查方法：患者头部前倾 30°，并在水平面内以 2Hz 的频率摇动头部 20s。摇头停止后观察眼震，注意观察眼震方向，以及眼震方向是否逆转。检查时最好戴 Freznel 镜，以避免固视抑制。该方法也可以在垂直方向上进行。

（3）临床意义：周围性病变 HSN 大多指向前庭功能更强的一侧。眼震方向有时会反转，但强度比开始时弱。中枢性病变的 HSN 包括眼震持续存在、水平摇头后出现垂直性眼震（交叉偶联）和眼震不共轭。这项检查预测单侧前庭功能减退的敏感度为 31%，特异度为 96%，阳性预测值为 97%。

6. 动态视敏度

（1）原理：若有前庭功能障碍，头部运动时可出现物像在视网膜过度滑动。

（2）检查方法：要求患者用最佳的矫正视力（可配戴眼镜、隐形眼镜）读出 Snellen 视力表中最低（最小）线。以 2Hz 频率摇动患者头部，让患者在头动时读出 Snellen 视力表中最低（最小）线，并记录摇头过程中看不清字母的行数。检查者摇动患者的头部时应避免暂停，并要求患者在此期间观察目标。正常情况下，静态视敏度和动态视敏度相差不应超过两行。

（3）临床意义：临床最常见的病因是与耳毒性或衰老有关的双侧前庭丧失。代偿不良的单侧功能障碍也可能导致动态视力下降。

7. 平稳跟踪

（1）原理：眼睛缓慢跟踪移动的单个物体所产生的平滑眼球运动。小脑或脑干疾病可出现眼球扫视性跟踪，即患者反复跟不上目标，用小的扫视再次跟上目标。

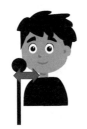

图 5-1-2　平稳跟踪检查
患者头部保持静止不动，在水平或垂直方向目视跟踪（10°～20°/s）缓慢移动的物体，观察有无矫正性扫视

（2）检查方法：让患者双眼跟着靶点慢慢地左右、上下移动。检查时患者需清楚地看到目标，速度不超过 40°/s。检查时需确保患者能看到目标，且全神贯注，见图 5-1-2。

（3）临床意义：异常的平稳跟踪提示中枢异常，大多不具备定位意义。

8. 扫视

（1）原理：迅速的扫视眼球运动涉及额叶（主动迅速扫视）、脑干网状结构（主动和非主动迅速扫视）和动眼神经核，以及第Ⅲ、Ⅳ和Ⅵ脑神经的再注视运动。

（2）检查方法：要求患者在水平和垂直平面上，在两个间距约30cm的目标之间来回看。观察扫视的潜伏期、速度、准确性和共轭运动，见图 5-1-3。

（3）临床意义：扫视延迟见于皮质和脑干病变，扫视缓慢与脑干疾病有关。扫视不准确（尤其是过冲）与小脑蚓部和小脑顶核损伤有关。内收眼动减慢和外展眼动过冲的非共轭眼动常见于内侧纵束病变，如多发性硬化。

（二）耳石症手法诊断检查

1. Dix-Hallpike 试验 用于诊断垂直半规管的良性阵发性位置性眩晕。将患者头部向检侧耳的方向转45°，从坐位开始，迅速仰卧，头部和颈部相对位置不变，颈部略后仰30°。当这个动作引起主观眩晕而无眼震时，为测试主观阳性；当这个动作引起主观眩晕并伴上跳、扭转性眼球震颤时，为测试客观阳性（确诊），见图 5-1-4。

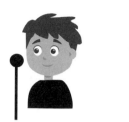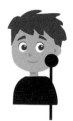

图 5-1-3　扫视的床旁检查

患者在水平或垂直的两个目标之间来回扫视。应该注意迅速扫视的速度、准确性和共轭性。正常人一次快速眼动或一次小的矫正性扫视立即到达目标

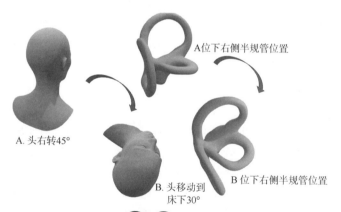

A. 头右转45°

A位下右侧半规管位置

B. 头移动到床下30°

B位下右侧半规管位置

B位可观察到上跳伴逆时针扭转型眼震：右后 BPPV

图 5-1-4　Dix-Hallpike 试验

右后半规管 BPPV 可诱发上跳伴逆时针扭转性眼震，持续时间＜1min

2. Roll 手法试验（仰卧位翻滚试验）　用于评估水平半规管良性阵发性位置性眩晕。在该试验中，仰卧位患者的头部旋转至右耳向下和左耳向下的位置。引出双侧向地性或背地性眼震时，为检查阳性。检查时需要记录眼震的持续时间，见图 5-1-5。

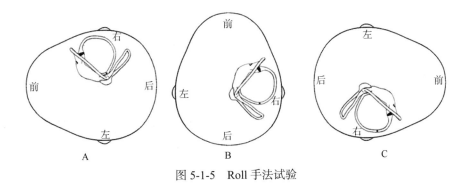

图 5-1-5　Roll 手法试验

（三）位置性眼震检查

（1）检查方法：让患者以三种姿势（仰卧位、左侧卧位和右侧卧位）静躺 30s，观察有无眼震。检查时建议使用 Freznel 镜（眼震视图）。

（2）临床意义：静态位置性眼震本身不具备定位意义，须借助其他检查结果。一般来说，垂直性位置性眼震是中枢性的，提示颅颈结合处病变或第四脑室病变。

（四）小脑功能检查

小脑功能检查用于评估可能的中枢原因，包括指鼻试验（手指-鼻-手指）、足跟对胫骨动作、上肢快速轮替运动和串联步态等。患者在这些检查中如果表现不协调，提示小脑功能障碍。Romberg 测试，患者闭眼静立时向一侧跌倒可提示小脑疾病、小脑卒中或未代偿的单侧前庭病。患者双足串联站立或站在泡沫垫上，可以使 Romberg 测试更敏感，改变了本体感觉，更依赖前庭系统维持平衡。Fukuda 踏步试验，患者闭眼，双臂前伸，原地踏步 50 步，偏离大于 30°提示偏离的一侧可能有前庭功能减退。Tandem 测试时，患者需要双足串联站立，一足尖紧贴另一足跟，形成一条直线，此时患者更多地依赖于本体感觉和前庭系统来维持平衡。如果患者在进行 Tandem 测试时无法维持平衡，或者有向一侧倒下的倾向，可能提示前庭功能障碍或其他神经系统问题，见图 5-1-6。

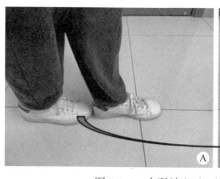
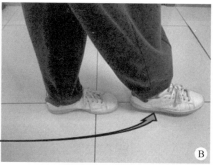

图 5-1-6 串联站立（A）和 Tandem 步态（B）

1. Romberg 试验

（1）原理：Romberg 试验主要测试躯体感觉和本体感觉，而不是测试前庭感觉。

（2）检查方法：患者站立，双足并拢，手臂放在身体两侧，先睁眼，然后闭眼。观察有视觉与无视觉情况下的身体摇摆情况。

（3）临床意义：由于来自稳定支撑表面的足够的本体感觉，双侧前庭功能损失后已经代偿的患者在睁眼和闭眼时都可正常站立。有两种方法可提高这项测试对前庭缺陷的敏感性——串联站立和应用泡沫等软性支撑面，支撑面的本体感觉线索被充分改变，让前庭线索在保持直立中发挥更大的作用。

2. Fukuda 踏步试验

（1）检查方法：患者双臂前伸，闭眼原地踏步 50 步。踏步结束时记录偏离原点的角度、方向和距离，见图 5-1-7。

（2）临床意义：正常受试者旋转偏离≤30°，异常为旋转偏离＞30°，出现明显摇摆、蹒跚或跌倒。外周前庭系统的单侧损伤导致身体转动，转动的方向与眼震慢相的方向一致，即向患侧。中枢代偿完成后，踏步试验阳性可以持续存在。外周前庭系统疾病，包括梅尼埃病、迷路切除术后及

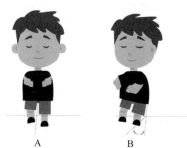

图 5-1-7 Fukuda 踏步试验

患者双臂前伸，闭眼，原地踏步 50 步。A. 正常；

B. 旋转偏离＞30°为异常

听神经瘤/前庭神经鞘瘤，大多向病变侧旋转。听神经瘤/前庭神经鞘瘤可向损伤侧或远离损伤侧旋转，因此不能单独用 Fukuda 踏步试验确定患侧。

3. 步态观察

（1）检查方法：让患者在大厅里走约 15m，快速转身，不碰墙壁，折返。观察动作的启动、步幅、手臂摆动、失误和转向，以及肌肉无力或骨骼异常的迹象（如脊柱后凸、肢体不对称、跛行）。

（2）临床意义：如果患者有急性单侧耳石致前庭功能丧失，患者将倾向于转向患侧。各种中枢脑干和肌肉骨骼病变也会导致在行走过程中产生侧偏。锥体外系疾病可见启步困难、转弯困难及手臂摆动减少。步态共济失调提示小脑功能障碍，与外周前庭疾病未代偿相关的步态偏离明显不同。夸张的臀部摆动、节奏偏差和走路时过度依赖于触摸墙壁可能是功能性步态障碍的表现。

4. 肢体协调性检查

（1）检查方法：要求患者进行指鼻试验（手指-鼻-手指）、足跟对胫骨动作、上肢快速轮替运动、手指精细动作（数全指）等一系列协调性任务（图 5-1-8）。观察是否有计量障碍或节律障碍。

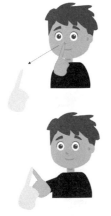
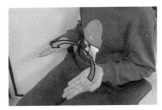
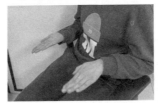
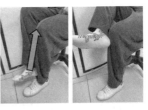

上肢检查：指鼻试验　　　　上肢检查：快速轮替运动　　　　下肢检查：足跟对胫骨

图 5-1-8　评估小脑性共济失调的测试——肢体协调性检查

检查内容包括指鼻试验、上肢快速轮替运动和足跟对胫骨动作

（2）临床意义：肢体辨距不良（limb dysmetria）或肢体运动障碍是小脑皮质疾病的一个有用指标，可伴或不伴中线或前庭小脑眼动功能障碍。

二、视频眼震图检查

视频眼震图（VNG）检查包括眼动检查、摇头眼震检查、位置性眼震检查和冷热试验检查等。前三种检查的内容与床旁检查相同，可以用VNG定量记录。

（一）冷热试验

1. 原理　冷热试验是通过温度刺激引发内淋巴产生对流诱发眼震。因垂直半规管在解剖学上远离外耳道，所以冷热试验只适合检查水平半规管，评价对应的前庭上神经和前庭中枢结构。其可分别测试左侧或右侧的水平半规管。冷热试验相当于 0.003Hz 的旋转对前庭器官的刺激。此外，由于冷热试验难以动态反映前庭代偿的状态，其不能用于动态观察前庭功能变化。

冷热灌注可产生强烈的反应，当单耳或双耳的总反应超过正常限度时，为反应亢进。反应亢进不常见，可见于技术错误、鼓膜穿孔、有明显的自发性眼震。前庭中枢损伤导致的反应亢进可见于累及前庭神经核的病变，为 VOR 抑制丧失的结果。而单侧反应亢进可能是一侧外周前庭病变引起的。

冷热试验和头脉冲试验（HIT）这两种测试使用的刺激位于前庭反应频谱的两端。冷热刺激类似 0.003Hz 的旋转刺激（即每 5.5min 一个周期），而 HIT 代表日常生活中的高频运动。有价值的床旁测试，要求有高的敏感度和特异度。HIT 试验的敏感度随着外周前庭系统功能减退程度的增加而增加，如果单侧减弱（UW）超过 40%，患者更可能出现 HIT 异常。虽然之前的研究表明 HIT 对前庭终器完全损伤的受试者具有高度敏感度和特异度，但患者有不同程度的前庭损伤。最初认为 HIT 有 100% 的敏感度和特异度的观点需要修正。总体上，HIT 的灵敏度约为 46%，特异度约为 94%。说明 HIT 的敏感度明显低于全面的前庭功能电生理检查，故 HIT 可作为筛查的方法，并应根据临床需要与其他前庭功能检查方法联合使用，而非替代其他检查方法。

2. 检查方法　冷热试验时，患者取卧位，头抬高 30°，使水平半规管处于垂直位。根据经典的 Hallpike 试验，每耳灌注两次，分别为 30℃和 44℃的水（或 24℃和 50℃的空气）。热刺激产生的眼震向受刺激侧；冷刺激产生的眼震向刺激对侧。前庭功能正常者，热刺激产生向刺激侧的眼震；冷刺激产生向对侧的眼震。冷热试验正常结果为左右慢相角的速度反应大致相同。前庭功能异常的患者可能出现反射减退，此时低下侧对冷热刺激的反应都较小，或者出现方向性优势，一个方向的眼震大于相反方向的眼震，与刺激的温度无关。方向优势归因于自发性眼震。

单侧或双侧冷热试验无反应者，可以使用更强的刺激：18℃ 水、10℃空气或冰水。对较冷的刺激没有反应的双侧无反应患者可能是双侧前庭功能丧失，但诊断要求存在明显的平衡障碍，以及进一步评估更高频率的前庭功能检查，包括高频旋转试验及视频头脉冲试验。如果高频检查也没有反应，才能诊断为双侧前庭功能丧失。

3. 检查结果与临床意义　冷热试验正常值及前庭功能损伤临床定位及临床价值分别见表 5-1-1 和表 5-1-2。

表 5-1-1　前庭冷热试验正常值

项目	正常值
单侧减弱（unilateral weakness，UW）	＞20%～25%
双侧减弱（bilateral weakness）	RC+RW＜12°/s 且 LC+LW＜12°/s
优势偏向（directional preponderance，DP）	＜30%
固视抑制指数（fixation index，FI）	＜60%；≥60%固视抑制失败
反应亢进（hyperactivity）	RC+RW≥140°/s 或 LC+LW≥140°/s

注：RW，右热；LW，左热；RL，右冷；LC，左冷。

表 5-1-2　前庭冷热试验的临床定位及临床价值

异常	临床定位	临床价值
单侧减弱	迷路，前庭神经	高
优势偏向	没有定位价值	低
双侧减弱	双耳外周前庭功能减弱，或中枢病变	中等

续表

异常	临床定位	临床价值
反应亢进	中枢病变，小脑可能性最大	中等
固视抑制失败	中枢神经系统视跟踪通路	中等
眼震缺乏快相	病变累及脑桥的网状结构	中等
交叉耦合性眼震（倒错性眼震）	中枢前庭病变时可见水平管刺激后诱发的垂直性（常为下跳性）或斜向眼震	中等
反向眼震（inverted nystagmus）	可见于热气刺激（冷刺激不发生），也可见于前庭神经核的部分损伤	低

4. 冷热试验的局限性

（1）冷热试验不能校准。即使外部刺激相同，对迷路的影响也因患者而异，同一患者左右耳也不同。不能通过比较冷热刺激的绝对反应来比较不同患者的迷路功能。主要通过比较同一患者左右耳反应的差异，减少冷热刺激可变性的影响。鼓膜穿孔或存在其他解剖异常时，两侧迷路接受的刺激也不尽相同。

（2）冷热试验主要测试水平半规管及其传入神经通路。冷热刺激也可引起来自前半规管和后半规管的垂直-扭转性眼震，但以来自水平半规管的水平性眼震为主。

（3）冷热试验可产生对前庭系统极低频（约 0.003Hz）的旋转刺激。前庭感受器对 0.1～3Hz 的短暂头动反应最佳。

（4）鉴于冷热试验的局限性和新前庭试验的引入，如视频头脉冲试验（vHIT），有学者主张放弃冷热试验作为眩晕评估的常规测试。冷热试验尽管有局限性，但仍是迷路及其传入神经路径最有用的测试，尤其适合识别单侧前庭异常。新的前庭功能测试还不能取代冷热试验。

5. 几种特殊的温度试验

（1）冰水试验：标准冷热刺激没有反应时，应行冰水试验，进一步验证冷热试验的结果，并确定前庭功能是否有残留。双耳标准的冷热刺激没有反应，就需行双侧冰水试验。旋转试验比冰水试验更有效，可提供更多信息。

确定没有冷热反应并不容易，当冷热反应之和非常小，如小于 6°/s 时，可以作为冰水测试的选择标准。检查时的程序、体位与标准冷热试验相同。注意排除固视的影响，转动患者头部，使测试耳向上。记录眼动 30～40s，患者回到标准冷热试验位置。

（2）单温试验：作为双温测试的替代或筛选测试。其优点包括测试时间短、可减少患者不适感。然而，单温试验仍存在很大分歧。一些研究建议使用单冷进行单温测试，单热有更好的敏感度和特异度。根据前两次灌注的结果来预测冷热试验的结果。前两次热灌注后，如果左右反应的不对称性小于 10%～15%，则可终止冷热试验。单温冷热试验可用作筛选试验。尤其是对于无法完成全部冷热试验的患者，可分析单温试验的结果。

（二）摇头眼震检查

摇头眼震（head-shaking nystagmus，HSN）检查作为非定量的床旁检查，也可在 VNG 中定量记录（图 5-1-9）。在眩晕临床中使用 HSN检查，要求其有较高特异度和敏感度。外周前庭系统功能损失越严重，HSN 检查的灵敏度越高。HSN 检查可作为单侧前庭功能障碍的筛查方法，但应与其他床旁测试或实验室前庭功能检查结合使用。

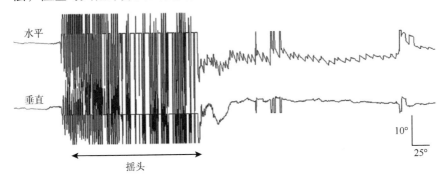

图 5-1-9　水平与垂直方向的摇头眼震记录

（三）非前庭功能检查

1. 扫视试验　扫视是一种快速眼动，寻找目标，并将图像置于视网膜中央凹（一般发生在两个固定的目标之间）。扫视可为自主性眼动，注视物体时诱发；也可为非自主性眼动。扫视的潜伏期、振幅、速度和持续时间为非自主性，而且可变。扫视在网状结构中的发生器产生，并由丘脑和额叶皮质（主动扫视）或顶叶皮质（视觉扫视）释放。扫视的精确度受小脑调控；小脑功能失调可影响扫视。

2. 跟踪试验　把一个移动物体的图像保持在视网膜中央凹（小的目标，头部静止）。视网膜中央凹将物体运动的速度和方向"通知"额叶皮质中被称为额叶追踪区的结构及颞叶和顶叶皮质。脑干的前庭神经核处理有关信息，然后使用共轭通路。

3. 视动试验　连续运动的物体成像在视网膜中央凹（一般是比较大的运动的视觉场景），在视觉刺激过程中保持图像稳定。低速时，依赖VOR保持视觉清晰；高速时，依赖连接前庭核和小脑的皮质下通路。

三、视频头脉冲试验

头脉冲试验（head impulsive test，HIT）最初是用作 VOR 功能的简单床旁检查，视频头脉冲试验（video HIT，vHIT）提高了 HIT 检查的可靠性和灵敏度。

1. 原理　头部以小幅度、200°/s 的高速和高加速度旋转时，刺激一侧半规管壶腹嵴中的相位受体细胞，而对侧半规管的相位受体细胞处于 0 的抑制状态（注意：经典的旋转试验是双侧的综合反应）。因此，可以独立评价每一个半规管的功能。目前，vHIT 为前庭功能实验室检查最重要的方法之一。其与经典的冷热试验的比较见表 5-1-3。

表 5-1-3　vHIT 与冷热试验的优缺点比较

vHIT	冷热试验
检查三个半规管	仅检查水平半规管
快速	需要 20min 或更长时间
耐受性好	不舒适
高频测试	低频测试
受药物影响小	受多种药物影响
不受外耳和中耳解剖的影响	受外耳和中耳解剖的影响大
重复测试变异小	重复测试变异大
基本适用于所有患者	有的患者不能完成或不能耐受
可用于急性前庭病和床旁测试	通常在疾病的急性期后进行
小型便携设备	大型设备，通常不便携

2. 检查方法　前庭功能正常的患者，VOR 增益≥0.8（水平半规管）且无扫视波（图 5-1-10A）。增益计算使用眼速除以头速的曲线下面积或某速度时瞬时比值。

矫正性扫视：VOR 受损（增益＜0.8 为异常界限）时，患者在头部快速旋转时眼睛无法固定在目标上，在头部旋转的相反方向上产生快速的矫正性扫视，把目标回到视网膜中央凹，从而保持视觉清晰。矫正性扫视有两类：

（1）隐性扫视：头动时立即出现的扫视，床旁 HIT 不能被识别，vHIT 可以识别隐性扫视，见图 5-1-10B。

（2）显性扫视：头脉冲结束后出现的扫视，见图 5-1-10C。

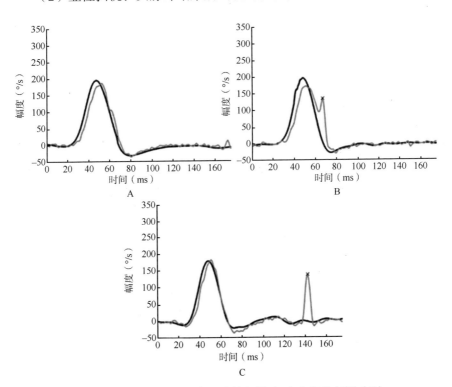

图 5-1-10　正常 vHIT（A）、隐性扫视（B）和显性扫视（C）

3. 临床意义　vHIT 是诊断急性或慢性前庭疾病前庭功能实验室检查的重要组成部分。VOR 增益降低和存在矫正性扫视是前庭功能减退的特征。vHIT 的主要适应证如下：

（1）vHIT 有助于区分外周性和中枢性前庭疾病，单独使用或作为 HINTS（临床筛查试验）的一部分。

（2）动态测定、随访包括耳毒性药物治疗（如鼓室内注射庆大霉素或一些化疗药物），或者前庭损伤后前庭功能的变化。

（3）对接受耳蜗植入手术的患者进行术前和术后监测，以防止双侧前庭功能丧失。

（4）对于梅尼埃病，vHIT 的结果并不一致。梅尼埃病患者的冷热试验比 vHIT 更易发现异常，可能源于内淋巴积水引起的对流液体运动减少，并不代表前庭功能的实际变化。

临床应用举例：

（1）单侧前庭功能减退，见图 5-1-11（彩图见二维码）。

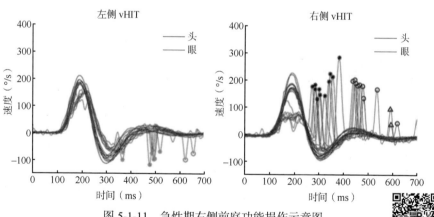

图 5-1-11　急性期右侧前庭功能损伤示意图

右侧增益值降低伴明显补偿性扫视波，左侧增益值正常但可出现反方向的扫视波

（2）双侧前庭功能减退，见图 5-1-12（彩图见二维码）。

（3）动态观察 vHIT 的变化，见图 5-1-13（彩图见二维码）。

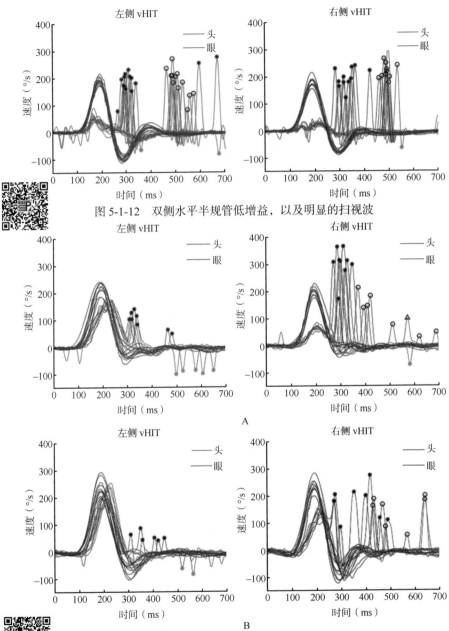

图 5-1-12　双侧水平半规管低增益，以及明显的扫视波

图 5-1-13　水平半规管增益及隐性、显性扫视的动态变化

A. 急性期测试结果；B. 同一患者 1 个月后复查结果

四、抑制头脉冲范式

　　抑制头脉冲范式（suppression head impulse paradigm，SHIMP）是 vHIT 的衍生方法，2016 年左右开始用于临床。检查时，患者注视随着自己头部移动的目标。前庭功能正常者，在头脉冲期间，由于 VOR 的慢相指向头动相反的方向，需要在目标的方向和 VOR 的相反方向进行快速的反代偿扫视（anti-compensatory saccade，ACS）。单侧或双侧前庭功能减退的患者，由于 VOR 功能减低或缺失，在被动头动时不再向相反方向产生足量眼动，无须在靶点方向触发更多的扫视补充缺失的视敏度，因此仅出现小幅反向扫视波或不出现扫视波。SHIMP 试验反向扫视的存在提示前庭功能没有完全丧失，见图 5-1-14（彩图见二维码）。

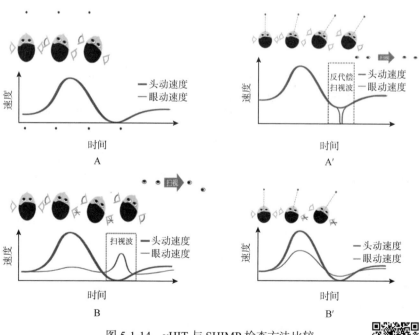

图 5-1-14　vHIT 与 SHIMP 检查方法比较

A、B. vHIT；A′、B′. SHIMP。A、A′为正常；B、B′为异常

五、旋 转 试 验

　　冷热试验是前庭和平衡功能评估的金标准之一，但其等效为约 0.003Hz 的正弦旋转试验。旋转试验可评估比冷热试验更高频率的外周前庭系统功能。检查时，受试者坐在暗室的转椅上，转椅装有计算机控制的扭矩马达，头部处于转椅上固定的位置，沿着穿过头部中心的垂直旋转轴旋转，这样给水平半规管精确、可重复的刺激。提取、分析诱发的作为前庭成分的眼震的慢相速度，分析前庭系统功能。目前，旋转试验主要有两种方法：正弦谐波加速度试验和速度阶跃试验。旋转试验的应用不如冷热试验和 vHIT 广泛。旋转试验的主要适应证：①双侧前庭功能减退；②其他方法无法得出明确的结论；③儿童或残疾人等特殊人群；④化疗等患者的药物前庭耳毒性监测；⑤评估前庭代偿功能。

　　（一）方法与原理

　　绕地面垂直轴旋转（earth-vertical axis rotation，EVAR）是临床最常用的旋转试验。旋转轴的方向与重力方向一致，即垂直于地面，只刺激半规管，引出眼震，通过眼震评估 VOR。眼动用 VNG 记录，计算机分析。根据速度特点，EVAR 有三种常用检查模式。

　　（1）正弦摆动范式：为目前临床应用最广泛的一种旋转刺激模式。目前临床应用的是其派生的正弦谐波加速度试验（sinusoidal harmonic acceleration test，SHAT），即频率倍增的正弦摆动试验，频率包括 0.01Hz、0.02Hz、0.04Hz、0.08Hz、0.16Hz、0.32Hz 和 0.64Hz，峰速为 50°/s 或 60°/s。旋转速度周期性交替，旨在评估 VOR 的稳态响应。

　　SHAT 有三个重要的参数：增益、相位和对称性，计算方法见图 5-1-15。眼速峰值与椅速峰值的比值称为 VOR 增益，通过一系列旋转（加速度），可以在 SHAT 测试期间在很宽的频率范围内有效确定前庭系统的增益。转椅开始向一个方向加速，由于前庭反应，眼睛开始以相反的方向缓慢偏离，转椅开始旋转的确切时刻和眼睛开始以相反方向移动的确切时刻之间的时序关系称为 VOR 相位，用来描述眼睛与转椅之间短暂的相对运动。顺时针旋转和逆时针旋转引出的眼震峰速之比为 VOR 对称性，其正常值见表 5-1-4，正常结果见图 5-1-16。

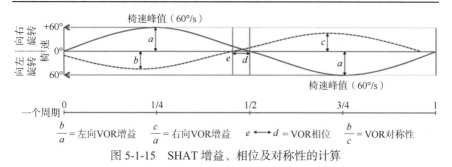

图 5-1-15　SHAT 增益、相位及对称性的计算

表 5-1-4　SHAT 增益、相位及对称性正常值（梅奥诊断数据）

	正弦谐波加速度试验正常值（±2s）						
	0.01Hz	0.02Hz	0.04Hz	0.08Hz	0.16Hz	0.32Hz	0.64Hz
增益	0.13~0.6	0.21~0.69	0.31~0.9	0.40~0.96	0.36~1.01	0.39~1.08	0.43~1.12
相位（°/s）	22~51.4	12~32	2.4~19.9	−2.8~10.7	−6.2~6.3	−16~5.7	−19~2.5
对称性	−14~18	13.9~20.1	−14~17	−11~13	−16.5~16.5	−10~12.5	−12.3~13.8

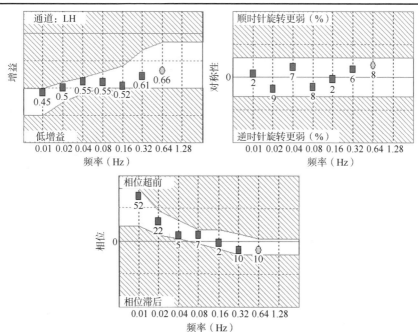

图 5-1-16　0.01~0.64Hz 时正常受试者正弦谐波加速度（SHA）VOR 的增益、相位
和对称性结果

图中灰色部分为异常反应区域

（2）阶跃（脉冲）范式：也称梯形旋转模式、旋转中眼震试验。试验时，在＜1s 的时间内逐渐加速到设定的角速度，恒速持续约 1min 后，快速减速到停止，记录期间的眼动，阶跃试验诱发的眼震的慢相速度以指数衰减。该模式包含多次不同速度的旋转，记录分析旋转后眼震及时间常数（time constant，TC），评估 VOR 的瞬态响应（图 5-1-17）。

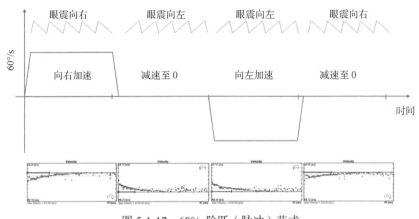

图 5-1-17　60°/s 阶跃（脉冲）范式

（3）脉冲旋转范式：一种新方法，快速加速到峰速，然后逐渐减速。临床上，VOR 增益反映了水平半规管-眼反射的整体敏感性。单侧或双侧前庭功能减退的患者增益降低。单侧外周前庭功能障碍表现为 VOR 时间常数和相位异常，一些中枢性疾病也可见时间常数和相位的变化。优势偏向反映 VOR 的动态不对称性，外周或中枢性前庭疾病都可见。优势偏向与前庭疾病患者的疾病发作期有关。脉冲性 EVAR 是一种新的全身旋转方法，可评估单侧半规管功能，与 HIT 类似。脉冲性 EVAR 可靠性、重复性好，可评估单侧水平半规管功能。脉冲性 EVAR 与 vHIT 相比，其优势包括没有颈部刺激、刺激持续时间长、可获取的数据多、刺激的加速度低。

（二）正弦谐波试验和速度阶跃试验的临床应用

1. 正弦谐波试验参数与定性、定位诊断

（1）单侧前庭功能低下：根据前庭损伤的严重程度和疾病所处时期的不同，单侧外周迷路病变的 SHA 结果有不同的模式。前庭功能轻度损伤在完全代偿后，SHA 的结果可完全正常。一侧迷路损伤时，低频的相位增加最常见。因此，SHA 的结果可因单侧外周前庭病变的严重程度和疾病的不同时期而异。

1）急性外周前庭病变的 SHA 结果：包括损伤发生后，VOR 增益即刻降低，相位延迟。明显不对称常见于急性或未代偿的单侧前庭功能障碍，罕见于中枢通路病变。明显不对称偏向自发性眼震的方向。右侧不对称对应于左向眼震，左侧不对称对应于右向眼震。显著的不对称没有定位意义，可见于中枢或外周性前庭功能障碍。不对称性可单独存在，也可与相位和增益异常同时存在。

2）单侧外周前庭病变完全代偿后的 SHA 结果：增益已经代偿，而相位异常仍存在。相位异常的持续存在是速度储存机制受损的结果。前庭中枢速度储存机制是一个分散的系统，作为神经积分器，可增强基于嵴帽的前庭系统的低频功能。严重的单侧前庭功能损伤破坏了速度储存机制，降低了低频 VOR 的作用，导致低于 1.0Hz 的低频刺激相位超前。如果单侧外周前庭病变严重，或功能完全丧失，相位超前也可累及＞1.0Hz 的更高频率。

（2）双侧前庭功能低下：SHAT 对双侧前庭功能丧失的评估非常重要。

1）双侧前庭功能部分丧失的 SHA 结果：0.01Hz 和 0.02Hz 的增益显著降低，而更高频率的增益正常。增益非常低时，应谨慎解读所对应频率的相位和对称性结果。双侧前庭功能丧失 SHA 低频增益异常的模式较为常见，常同时伴有冷热试验的降低。此时，如果 VOR 异常低且可测量，则可见对应频率相位延迟。如果没有自发性眼震，双侧外周性损伤患者的对称性一般在正常范围内。

2）前庭功能完全丧失或迷路无反射（即在任何频率下均无反应）的患者相对少见，见图 5-1-18。注意：VOR 相位和对称性是根据 VOR 增益推算的，如果 VOR 增益低于 10%～15%，应谨慎解读相位和对称性。

（3）前庭中枢病变：单纯依靠 SHAT 难以判断前庭中枢病变。外周前庭传入减低和前庭中枢病变时，SHA 都可出现 VOR 相位超前和VOR 不对称性异常。如同时发现眼动等中枢性异常结果，说明存在混合性病变。

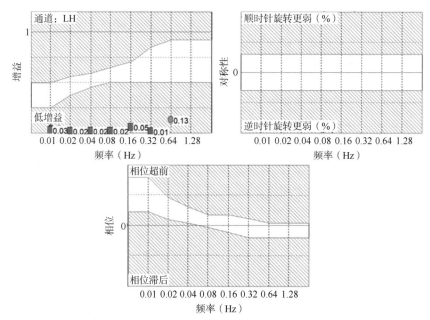

图 5-1-18　双侧迷路无反应常见的 SHA 结果

继发性中枢病变特有的 SHA 反应模式：①孤立性的中至高频 VOR 相位超前异常，说明不需要补充高频率头动期间，中枢神经积分器（速度储存）过多地参与。②没有外周性的自发性眼震，VOR 不对称提示中枢异常，与孤立的冷热试验优势偏向类似。这种 SHA 结果可见于单侧外周前庭损伤，VOR 增益没有完成中枢代偿。③VOR 增益显著增加，最常见于低频刺激。与冷热试验高反应性类似，见于中枢病变。小脑调节 VOR 增益失控导致中枢速度储存机制异常，低频 VOR 相位超前减少，甚至出现相位滞后，VOR 增益增加不多见。

（4）SHAT 异常总结见表 5-1-5、表 5-1-6。

表 5-1-5　SHAT 参数异常

参数	异常结果	可能的解释	需要排除的影响因素
增益	低频区（<0.04～0.08Hz）的 VOR 增益减低	伴低频区异常的相位超前和不对称——单侧前庭功能减退未代偿 相位正常，对称性异常，可能为刺激性或稳定性病变（不能定侧）	困倦

续表

参数	异常结果	可能的解释	需要排除的影响因素
增益		无其他异常，频谱纯度（spectral purity）正常；可能为单侧病变已经代偿	
	所有频率增益减低	正常的测试条件，见于 BVP 前庭毒性药物、衰老（通常＞65～70岁）、脑干和（或）小脑的罕见退化性疾病（尤其是冷热试验结果正常）	困倦、眼外运动（EOM）受限、固视
	所有或多数频率增益增加	小脑病变（相关的眼动异常） 偏头痛和膜迷路积水	治疗药物 兴奋剂
相位	低频相位超前增加	外周前庭终器病变/前庭神经核病变 伴未代偿的单侧前庭功能减低（不对称侧） 急性前庭终器病变；前庭积水	需要与阶跃试验和冷热试验比较
	高频相位超前增加	中枢神经系统病变（可有相关眼动异常）	延髓外侧综合征
	低频/高频相位超前/延迟降低	中枢神经系统病变（相关的眼球运动异常）；考虑累及脑干或小脑后部病变；小脑结节	
对称性	眼震慢相速度不对称	两个或多个连续频率异常；类似冷热试验的 DP（除自发性眼震外，没有定位价值） 低频相位超前，不对称侧未代偿的补偿外周性病变	相位正常的不稳定病变

表 5-1-6　SHAT 病变部位异常

病变部位	异常结果	可能的反应	需要排除的影响因素
外周性	单侧性	增益的初始损失可能涉及低频、中频和高频，对低频的影响更大 几天或几个月后增益可以恢复正常，通常见于较高频率 低频相位超前增加，在代偿后仍存在（速度储存机制持续异常） 传入不对称导致不对称的"偏差"。起初，前庭性眼震的快相向患侧，但可能随时间改变，是病变不良的指标 异常反应的严重程度一般与外周病变的严重程度相关 SHAT 增益和对称性可能完全在正常范围内，孤立的低频 VOR 相位超前说明单侧病变已经代偿	光谱纯度降低通常与单侧损伤的发作有关，这可能导致总体增益的初始降低；如果患者继续接受药物治疗，则排除抗眩晕药物的影响

病变部位	异常结果	可能的反应	需要排除的影响因素
外周性	双侧性	低频、中频和高频增益降至正常限值以下 增益在正常范围内时，几乎仅限于较高频率，表明双侧前庭功能不完全丧失 相位超前常随机分布，尤其在低频时 增益低于 0.15（15%）时，应谨慎解读相位和对称性数据 频谱纯度常欠佳，尤其是对于增益差的频率	改变不够，EOM 受限，注视；区分伴有的周围性和中枢性结果（眼动等）
中枢性	眼震慢相速度不对称	任一频率都可出现增益增高，但常见于对中枢控制（速度储存）需求较高的低频（即小脑损伤部位） 无外周性指征指标增益减低罕见 孤立的中低频相位超前（或有时涉及整个频率范围），表明中枢速度储存机制异常 偏差（不对称性）可存在，也可不存在	与阶跃试验和冷热试验进行比较；中枢病变很少只有单一测试异常——识别各项测试中的异常结果（眼动等）

2. 速度阶跃试验参数与定性、定位诊断　VST 与 SHAT 结合使用，可以深入了解前庭损伤的情况。识别外周前庭功能的不对称性（即外周病变定侧），以及监测或确认前庭中枢代偿的状况（表 5-1-7）。

表 5-1-7　速度阶跃试验

参数与异常	可能的解释	需要排除的影响
时间常数降低（<10s）	如果眼动正常，则为外周性单侧前庭功能减低，可能为迷路或第Ⅷ脑神经病变 60°/s 或 100°/s，信息来自两侧迷路 没有定位作用的峰帽时间常数加上速度储存-增益应大于 0.3；否则考虑偏头痛	注意力不集中；眨眼太多；双侧前庭功能损伤；固视

参数与异常	可能的解释	需要排除的影响
4 个时间常数 3 个异常	研究中的异常；无定位价值	注意力不集中；眨眼太多
眼震慢相峰速；顺时针和逆时针方向的差异是否超过 20%	峰值慢相速度显著不对称提示单侧前庭功能降低和患侧侧别	闭眼（椅子启动和停止时眼睛须睁开）

（1）低速阶跃试验异常的解释

1）VOR 时间常数降低不能定位外周或中枢损伤，因为外周和中枢病变都会对神经整合器和速度储存机制的功能产生有害影响。

2）低于 10s 的时间常数为异常。一般来说，外周前庭病变的 VOR 时间常数降低侧为患侧，但有例外。因此，使用低 VST 的异常结果来确定外周前庭病变应谨慎。

（2）高速阶跃试验异常的解释

1）VOR 眼震峰速降低，嵴帽向右偏转的眼速峰值与向左偏转的眼速峰值比较，迷路功能不对称性由眼速峰值比确定。VOR 不对称大于20%，与冷热试验不对称类似，见于明显的单侧前庭功能障碍，迷路反应弱对应慢的眼速峰值。总体上，VST 速度越高、单侧迷路损伤越严重，这一方法的敏感度和特异度越高。

2）高速 VST 对称性正常时，并不能完全排除轻微或轻度的单侧迷路损伤，因此需要进行全面的前庭功能评估。

六、前庭诱发肌源性电位的检查

（一）前庭诱发肌源性电位的概况与原理

前庭诱发电位可用于临床的形式是前庭诱发肌源性电位（vestibular evoked myogenic potential，VEMP），这是一种由强声刺激、振动刺激或直流电刺激诱发的短潜伏期的肌电反应，主要包括评估前庭颈反射（vestibulocollic reflex，VCR）通路功能的颈源性 VEMP（cervical VEMP，cVEMP）和评估前庭眼反射（vestibulo-ocular reflex，VOR）通路功能的眼源性 VEMP（ocular VEMP，oVEMP）。目前，VEMP 是标准前庭测试的一部分，测试相对简单、重复性好，与其他前庭功能测试（如冷热试验、vHIT 和旋转试验等）联合用于评估整个外周前庭系统功能。可用于前庭相关疾病、神经科疾病的诊断，尤其对前半规管裂综合征（SCDS）等内耳第三窗疾病有重要的诊断价值。

　　三种刺激方式中，气导刺激相对稳定，有研究基础，目前建议首先进行气导声音刺激。当等效耳道容积≤0.8ml 时，高强度气导刺激会增加有害声音暴露，且传导性听力损失患者气导刺激不能引出，此时推荐骨导刺激。研究发现直流电刺激可以略过耳石器部分，作用于远端前庭神经，直接兴奋前庭神经末梢（前庭上神经或前庭下神经）引出 VEMP。因此，结合声刺激和振动刺激诱发 VEMP，再结合其他前庭试验可对前庭疾病进行定位诊断。

　　cVEMP 是听觉刺激后在紧张的胸锁乳突肌（SCM）表面测得的抑制性（使肌肉松弛）肌源性反应，是肌表面电位（非肌电）。cVEMP 主要测试 VCR，反映同侧球囊及前庭下神经通路功能。cVEMP 记录时患者取端坐位，最大限度左右转颈以保持胸锁乳突肌紧张，单侧给声，同侧记录，一侧完成之后换对侧。SCM 紧张程度不足可导致波形记录缺失或振幅降低，测试人员可在患者转头时用手抵住患者刺激耳对侧面颊并施加压力，进而增加肌肉收缩程度。oVEMP 是听觉刺激后在对侧松弛的眼下斜肌处记录的兴奋性（使肌肉收缩）肌源性反应。与 cVEMP 类似，oVEMP 也为肌表面电位。oVEMP 主要测试 VOR，反映对侧椭圆囊及前庭上神经通路功能。oVEMP 测试时指导患者采用坐位头直立正中位，刺激开始时保持视角斜上 30°～35°注视约 2m 远的固定目标点，记录时尽量不眨眼，以维持眼下斜肌张力稳定，同时放松面部肌肉，不要说话和做咬合动作。

（二）前庭诱发肌源性电位分析

1. VEMP 振幅

（1）cVEMP 双耳振幅不对称比＞36%为异常。

（2）oVEMP 耳间振幅不对称比＞33%认为异常。

2. 刺激强度与肌力对振幅的影响（图 5-1-19）

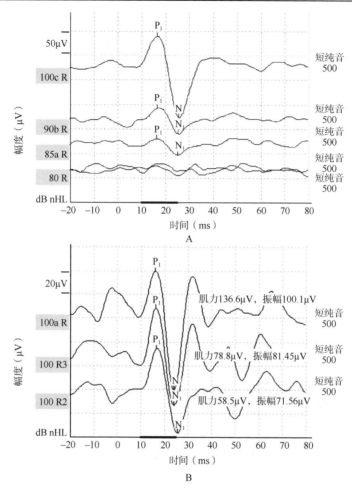

图 5-1-19　刺激强度与肌力对 cVEMP 振幅的影响

A. 随着刺激强度降低，cVEMP 强度逐渐降低；B. 相同的刺激声强，cVEMP 振幅随肌力增加而增大

3. 刺激频率对振幅的影响（图 5-1-20）

4. 年龄对 VEMP 振幅的影响　40 岁以后，VEMP 反应率明显下降，振幅在 50 岁后降低，50 岁后潜伏期延长。解释临床首选的 500Hz oVEMP 的结果时，需要考虑这些因素，尤其对于＞40 岁的患者，随着年龄增长，cVEMP、oVEMP 最佳刺激频率变为 750Hz 或 1000Hz。

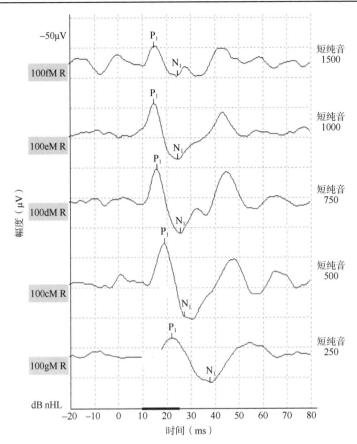

图 5-1-20　不同刺激频率对 cVEMP 振幅的影响

一名 23 岁健康男子 cVEMP 结果，500Hz 得到最高振幅

5. VEMP 阈值　Tullio 首先描述声音可诱发眼震和眩晕，之后部分学者将受试者声刺激后出现眩晕症状的现象称为 Tullio 现象（图 5-1-21）。患者出现 Tullio 现象时，主要是振动幻视而不是眩晕。振动幻视是由垂直扭转性眼震引起的，这种眼震来源于前半规管。这些患者可能存在前半规管裂，Minor 等解释这种裂可能是内耳迷路上存在一个额外的第三窗。阈值测定对于评估第三窗疾病（主要是 SCDS）非常重要，典型的 SCDS 表现为气导 oVEMP 幅度增高和阈值下降。除 SCDS 外，正常人、其他疾病患者的 VEMP 阈值不低于 70~75dB nHL。由于 cVEMP 是抑制

性电位，使用标准刺激时会有幅度饱和现象，如图 5-1-21 所示，刺激强度为 100dB nHL 时，振幅不对称比（asymmetry ratio，AR）值是正常的，

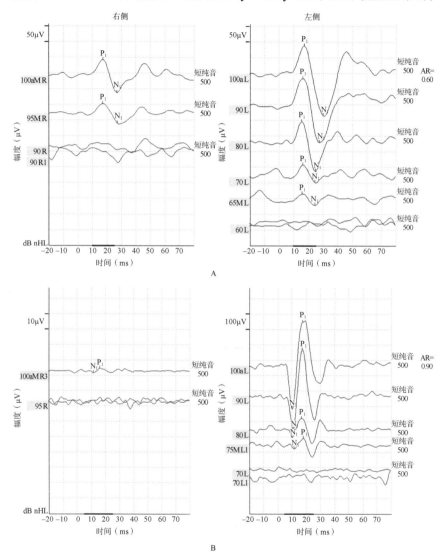

图 5-1-21　1 例左侧前半规管裂综合征患者 VEMP 阈值测定结果

A. cVEMP；B. oVEMP。患侧 cVEMP 和 oVEMP 振幅高大、阈值降低，左侧 cVEMP 阈值为 65dB nHL；左侧 oVEMP 阈值为 75dB nHL

适当调低刺激强度才能记录到异常 AR 值，oVEMP 不存在饱和现象，因此筛查 SCDS 还需参考气导 oVEMP。评估第三窗疾病（主要是 SCDS）非常重要。除 SCDS 外，正常人、其他疾病患者的 VEMP 阈值不能低于 70～75dB nHL，阈值测试为 SCDS 等第三窗病变诊断重要的定量测定方法（图 5-1-21）。

6. VEMP 潜伏期　　VEMP 潜伏期受刺激声类型的影响，但不受刺激强度的影响。在一些耳科疾病中存在异常潜伏期，但大多数情况下，潜伏期异常见于中枢性前庭疾病患者，特别是多发性硬化患者。潜伏期在临床中的价值不如阈值和振幅。cVEMP 潜伏期在 13ms（P_1）～23ms（N_1）；oVEMP 潜伏期在 10ms（N_1）～15ms（P_1）（图 5-1-22）。

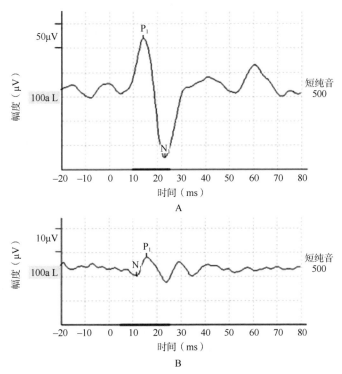

图 5-1-22　正常 cVEMP（A）和 oVEMP（B）波形

7. VEMP 振幅的调制现象　诱发 VEMP 的最佳频率向更高频率的转变称为频率调制。临床常用 500Hz 和 1000Hz 短纯音诱发 VEMP，经过 EMG 校正后，1000Hz 振幅与 500Hz 振幅的比值即频率振幅比，cVEMP 比值大于 0.8，oVEMP 比值大于 1.1，可作为频率调制的参考值（图 5-1-23）。

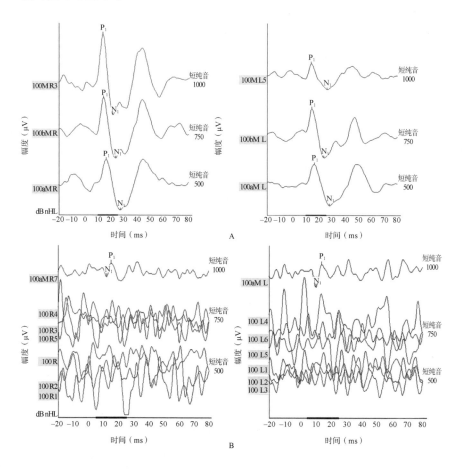

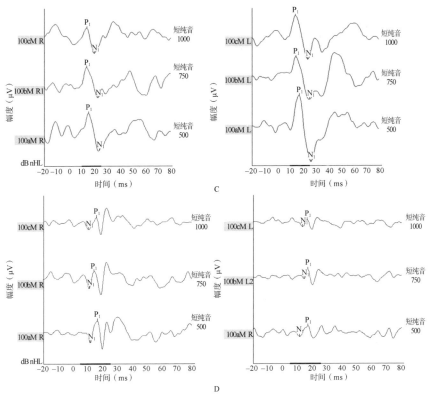

图 5-1-23　VEMP 频率调制现象

A. cVEMP 右侧调制现象；B. oVEMP 双侧调制现象；C. cVEMP 双侧未调制现象；D. oVEMP 双侧
未调制现象

（三）前庭神经疾病定位诊断与 oVEMP 和 cVEMP 异常

前庭神经疾病定位诊断与 oVEMP 和 cVEMP 异常表现见表 5-1-8。

表 5-1-8　前庭神经疾病定位诊断与 oVEMP 和 cVEMP 异常表现

解剖定位	异常	
	cVEMP	oVEMP
迷路	无反应或低振幅	对侧无反应或低振幅
前庭神经	无反应或低振幅，潜伏期延长（由于外前庭神经压迫）	对侧无反应或低振幅，潜伏期延长（由于外前庭神经压迫）

续表

| 解剖定位 | 异常 | |
	cVEMP	oVEMP
脑干		
脑桥	双侧正常。随着尾部疾病进展，无反应、低振幅或潜伏期延长，多为同侧或双侧	对侧或双侧无反应、低振幅或潜伏期延长都可见
延髓	单侧或双侧无反应、低振幅或潜伏期延长都可见	双侧正常。随着喙部病变进展，无反应、低振幅或潜伏期延长（主要是对侧或双侧）都可见
小脑	正常，或反应可能缺失，或振幅差异（减少和增加都可见）	正常，或反应可能缺失，或振幅差异（减少和增加都可见）

（四）前庭诱发肌源性电位的临床应用与局限性

（1）VEMP 是由高强度的声音信号引起的，随着年龄增长，引出率下降，当存在传导性听力损失时通常无法引出，需要用骨导振动刺激诱发。但是骨导振动刺激会激活双耳的球囊和椭圆囊，且 n23 波易受非前庭源性因素影响，导致波形不易辨认，在诊断第三窗疾病方面，骨导振动刺激的敏感性不如气导声刺激。

（2）VEMP 不是通过耳蜗介导产生的，不受感音神经性听力损失的影响，重度至全聋患者也可诱发，重度感音神经性听力下降也可以记录到反应。对低频听力损失性疾病（如梅尼埃病、突发性聋等）患者无法引出 VEMP，考虑原因是球囊及其神经通路上出现问题，并非耳蜗受累造成。

（3）肌肉的收缩状态，特别是与 cVEMP 相关的肌肉收缩。身体不能活动或颈椎病等不能长时间 SCM 收缩的患者无法完成 cVEMP 测试。老年人也是一个特别值得关注的群体。

（4）为了计算有效的不对称比，每次测试 SCM 的收缩相等是非常重要的。反应振幅与 SCM 收缩量呈正相关，如果两侧肌肉收缩不对等导致的不对称比值较大，非病理原因。因此，临床上一般不用原始数据，而采用校正后的数据。

（5）c/oVEMP 途径都涉及中枢神经通路，因此各种神经系统疾病均可以影响 VEMP 反应。中枢神经系统功能障碍会影响潜伏期和振幅。

（6）谨慎解释气导 oVEMP 无反应（尤其是老年患者或气导 cVEMP 幅值低的患者）：气导 oVEMP 较骨导 oVEMP 在检测疾病方面敏感度更高，但会出现假阳性，应综合其他平衡功能检查和听力学检查评估，从而避免造成对耳石器（椭圆囊）功能异常的过度诊断。

（7）谨慎解释潜伏期延长：测试技术不规范也会造成潜伏期延长。

七、平衡功能检查——动态姿势描记

眩晕和平衡障碍的实验室评估包括外周、中枢前庭眼通路和姿势控制能力。但与眼震电图/眼震视频图（ENG/VNG）和旋转试验一样，并非每个患者都需要定量的姿势控制评估。每种检查方法都有特定的技术设备要求和测试目标。各种方法的比较见表 5-1-9、表 5-1-10。

表 5-1-9　静态平衡评估

名称	优点	缺点	测试操作
Romberg 测试	易于在临床上实施 可以定时计量	定性检测 不能测试适应性反应	可以控制支撑面、刺激方法及增加头部转动
静态平衡检测	定量	需要测力平台，运动传感器或惯性传感器 不能测试适应性反应	可以控制感觉刺激、增加头部转动

表 5-1-10　动态平衡评估

名称	优点	缺点	测试操作
踏步试验	临床上易于实施 量化失稳前的步数	不能测试适应性反应 缺乏可靠性证据	
倾斜板测试	临床上易于实施 需要适应外力	定性 不能控制施加外力的幅度	
动态姿势图	定量 需要适应外力	需要姿势平台设备	可以控制感觉信号

（一）静态姿势描记

静态姿势描记（posturography，PSG）是一种用于定量检测前庭脊髓反射（VSR）功能的方法。测试时压力平板的静态压力传感器记录受试者站立时重心移动的轨迹，并绘出重心移动轨迹图形。静态姿势描记内容主要包括人体重心晃动位移曲线、曲线轨迹长度、曲线轨迹面积及晃动速度。

1. PSG 原理　测力板是记录姿势摆动最简单的设备。这类设备的基本设计思路是记录受试者直立时身体重心的位置。事实上，这些设备测量的是压力中心（COP）的位置，但如果身体缓慢移动，可以用 COP 估计重心位置。使用测力板中的压力传感器测量 COP，然后进行微分得出瞬时的摆动速度。PSG 的局限性主要与两个因素有关：①维持直立姿势期间，神经系统使用几种不同的感觉线索维持姿势与平衡，但无法区分各自的功能情况；②静态测力板检测受试者身体的自发运动，不能检测不同刺激状态的前庭脊髓反射功能。

2. PSG 检测方法　患者站在测力板上，测量其垂直力中心和重心（COG）。通过垂直力中心和重心的变化，了解患者姿势摆动的特点和功能代偿情况，判断患者是否存在姿势障碍，并通过比较闭眼和睁眼条件下的姿势摆动，了解本体感觉对平衡的影响。

静平衡检测可作为失衡的筛选试验，获取的非特异性功能信息可能无助于识别前庭损伤。同时静平衡检测可人为控制，高度依赖患者的配合。

（1）PSG 重心移动轨迹图形：人体重心晃动轨迹可分为中心型、前后型、左右型、多中心型和弥散型等五种基本类型。

（2）PSG 静态平衡评估的价值：目前此项检测指标不能单独作为定量的指标，须结合临床及其他检查结果综合分析才可得出明确的定位诊断。主要结果：①正常人重心晃动轨迹的总长度较为恒定，但面积大小不等，图形的形态以中心型为主，弥散型次之。②前庭系病变者的测试结果大于正常值，以弥散型多见；也可正常。③中枢性病变的数值皆大于外周性病变者，以弥散型多见。

（二）动态姿势描记

在前庭功能评价领域，对于姿势反应和随后的平衡，一直都难以分析其细节，无法区分各种有关的因素。计算机动态姿势描记（computerized dynamic posturography，CDP）比 PSG 能更好地解决这一问题。

1. CDP 原理　　CDP 通过将平台与受试者的摇摆耦合，患者站立的测力板旋转和（或）改变视觉、视觉场景，引起受试者稳定性变化，记录足趾向上或向下时神经反应的潜伏期、强度和反应模式。CDP 通过测量不连续的诱发性姿势反应，获取不受患者主观意向影响的平衡功能并辅助诊断。CDP 主要有四个功能评估方案（表 5-1-13）。CDP 是在不同感觉条件下，量化平衡功能障碍的方法，不是疾病诊断的检查方法。它与详细的临床评估可以共同识别、预测跌倒风险，也有助于区分器质性和功能性平衡障碍。CDP 技术的主要缺点：①在姿势摇摆期间，前庭迷路的许多次级器官同时受到刺激，包括垂直半规管和两侧的耳石器官，使移动平台研究无法区分是前庭迷路的半规管还是耳石器受损。②CDP 不能评估受试者身体其他部位和关节的移动策略。③尚不能确定 CDP 是否可用来判断病变部位，或诊断特定前庭障碍。

2. CDP 的评估方案　　CDP 检查包括感觉统合测试（SOT）、适应性测试（ADT）、运动控制测试（MCT）等（表 5-1-11），临床前庭疾病诊治主要依据 SOT。

表 5-1-11　CDP 的主要评估方案

方案	方法
运动控制测试（MCT）	测力板进行一系列的平移刺激受试者，通过姿势反应评估平衡功能
适应性测试（ADT）	通过在测力板上使受试者足底向上/向下倾斜干扰平衡，引起身体晃动。重复测试，评估患者身体晃动逐渐减少的能力
感觉统合测试（SOT）	改变感觉条件，测试姿势稳定性。主要评估视觉、本体觉和前庭觉维持平衡的能力；维持姿势稳定最有效的感觉线索及姿势不稳定的感觉线索

感觉统合测试（sensory organization testing，SOT）：评估患者利用视觉、前庭觉和本体觉提供的信息保持姿势平衡的能力，测量受试者在不同感觉条件下维持姿势平衡时，重新分配身体方位感信息的能力。SOT 包括 6 种条件（condition，C）模式，分别命名为 C1～C6（图 5-1-25）。C1～C2 相当于标准的 Romberg 测试。其余 4 种条件（C3～C6）的支撑面、视觉环境摆动或两者都摆动，并与受试者的姿势摆动成比例。这 4

种条件被称为"摆动参照"（sway referencing）。摆动参照就是倾斜支撑表面和（或）环绕的景物。通过摆动参照扰动躯体感觉和（或）视觉输入，记录患者的前后（AP）摆动。患者虽仍可从这些感官接收信息，但是由于感觉条件和输入发生了变化，身体感觉不到位置相对于重力的变化。摆动参照状态下的"不准确"信息不会对非眩晕患者产生明显影响，因其可通过未受干扰的感觉信息保持姿势平衡。例如，支撑面摆动时，来自足部的本体感觉信息不能正确反映身体的重心位置。此时，前庭信息对身体位置和运动的估计更准确，中枢神经系统更多地依赖前庭信息实现空间定向。最后得出平衡得分（图 5-1-24、表 5-1-12）、感觉得分（图 5-1-25）。

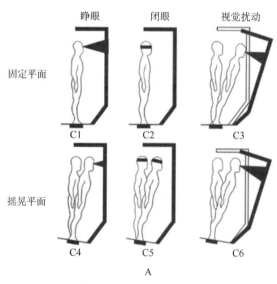

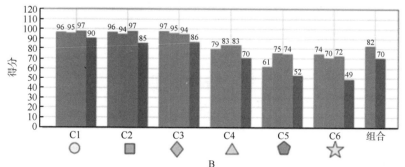

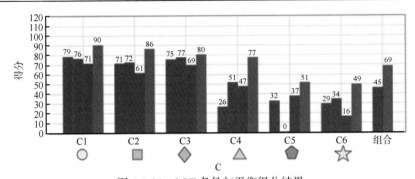

图 5-1-24　SOT 条件与平衡得分结果

A. SOT 的 6 种不同测试条件；B. 正常平衡得分结果；C. 异常平衡得分结果

表 5-1-12　CDP 的异常表现

异常类型	异常的感觉条件	解释
视-前庭功能障碍	C4、C5、C6	采用视觉和（或）前庭觉维持站姿异常
视觉优先	C3、C6	异常依赖视觉维持站姿
视觉优先/前庭功能障碍	C3、C5、C6	异常依赖视觉且单独采用前庭觉难以维持站姿
本体感觉障碍	C2、C3、C5、C6	采用足部支撑面和前庭觉维持站姿困难
前庭觉障碍	C5、C6	采用前庭觉维持站姿困难

参数名称	计算方法
本体觉（SOM）	C2/C1
视觉（VIS）	C4/C1
前庭觉（VEST）	C5/C1
视觉优先比（PREF）	（C3+C6）/（C2+C5）

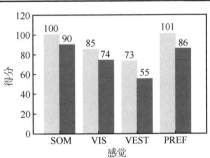

图 5-1-25　感觉得分计算方法与结果

第二节　精神心理评估

一、病史及相关信息采集

通过询问患者本人或知情者了解起病情况、症状表现、病情发展变化及治疗转归，同时可了解患者的个性特征、诱因、家庭社会支持、既往躯体疾病史及治疗情况等。特别关注头晕或眩晕的发作形式、影响因素和变化过程，并注意症状变化与精神状态和社会心理因素的关联性。

二、精 神 检 查

（一）精神检查的目的

精神疾病的表现形式是主观的，但其核心是现实存在的，客观的现象学表现是确立诊断和进行鉴别诊断的依据，因此同其他医学学科中的体检一样，医生需要通过精神检查获取基本信息。精神检查是由经过专业训练的检查者通过与就诊者面对面访谈，直接了解其言语、情绪和行为变化，进而全面评估精神状态的技术和方法。

精神检查一般通过与就诊者谈话和观察的方式进行，交谈注重了解就诊者的所见、所闻、所感，观察注重了解检查者的所见、所闻、所感，其目的就是探寻和明确就诊者目前的精神状态有无异常和需要关注的问题。这是一项技术性较强的工作，检查者需要接受系统的指导和训练。精神检查有一些基本技术，主要包括观察、倾听、提问、引导、重述、控制等，也有开放性和封闭性，以及定式、半定式和不定式检查方式，会因被检查者的情况和检查要求做出灵活选择。

精神检查的基本步骤大致分为开始、深入和结束三个阶段，其主要任务如下：

1. 开始阶段　进行一般性交流，建立关系，发现可能的问题线索，决定进一步的交流方式，评判风险及处理就诊者可能的情绪，为继续深入做铺垫。

2. 深入阶段　全面灵活地应用各种交流沟通方法，明确就诊者精神活动状况，澄清、核实相关信息，进行诊断与鉴别诊断，选择治疗方案，判断预后，进行风险评估。

3. 结束阶段　总结、核实重要信息，进行必要的解释和鼓励，提供后续交流途径，为今后的检查和治疗做好衔接工作。

（二）精神检查的影响因素

1. 就诊者因素　就诊者来诊的目的可能影响检查的进度，其人格特征、精神症状及对医生的信任程度都会影响精神检查的进行。

2. 检查者因素　包括医生的专业知识水平、检查过程中的细节把握、沟通技巧、人格魅力及对就诊者的关注度。

3. 医患关系　精神检查是通过医生与就诊者的交流实现的，以就诊者为中心，以关切的态度进行平等的交流，尊重其文化取向、生活态度，理解其痛苦和需求是顺利进行精神检查的基础。

4. 环境因素　安全、安静的环境有利于进行精神检查，可以在就诊者同意及不影响交流的情况下允许其陪同者参加。

（三）精神状态现状检查提纲

1. 一般表现　观察及判断就诊者意识是否清晰，关于时间、地点、人物、定向力的回答是否完整，面色、表情、体型、体质及营养状况，着装是否整洁、适切，与环境接触如何，是否理解检查内容并配合检查。

2. 感知觉　了解就诊者有无感觉障碍、错觉及幻觉，并澄清这些感知觉异常的具体表现形式，出现的时间、频度和影响因素。

3. 思维　通过交谈中患者的语速、语量、言语流畅性、连贯性和是否切题了解就诊者是否存在思维联想障碍，通过交谈了解患者是否存在妄想，以及妄想的内容、持续时间、涉及的范围和广度、与现实的关联性，以及对其行为的影响。还要注意就诊者是否存在概念混乱和逻辑倒错等。

4. 情感　通过询问就诊者的内在感受，观察其表情是否痛苦、说话的语音语调，以及有无坐立不安、悲伤哭泣来做出判断，重点评估优势情感反应的性质、强度、稳定性、协调性及持续时间。常见的情感障碍除了抑郁、焦虑，还有情绪高涨、易激惹，情感平淡、淡漠等。

5. 意志行为　注意行为活动有无异常，是否与环境和内心体验协调一致，其性质、强度、出现时间、持续时间、对就诊者的社会功能是否构成影响，以及行为活动有无特定影响因素等。常见的意志行为异常有以被动退缩为特征的意志行为减退，活动多、本能意向亢进、兴奋的病理性意志活动增强，以及刻板、幼稚、紧张木僵、强迫、冲动攻击、自杀自伤等行为异常表现。

6. 注意力　在与就诊者交流的过程中，可以通过患者的反应观察了解其注意力状态，关注是否有注意力唤起困难，持续性和稳定性如何，有没有注意力涣散、随境转移等。

7. 记忆力及智力　可以通过就诊者对现时和过去发生事情的回忆判断记忆力是否有损害，也可以通过询问一些常识性问题了解其判断理解能力及一般智力状况。特定认知域的认知评估一般参照神经心理测查评估方法进行。

8. 自知力　是精神检查中的特定维度，用于判断就诊者对自己精神状态的认知。确定是否意识到自己目前有一些精神状态的变化，是否承认这些表现是异常的，异常的原因归于什么，是否愿意接受治疗，而不只是简单的有病或无病一语带过。

三、眩晕相关的心理测查和评估量表

（一）心理评估、心理测查与量表评估的关系

心理评估（psychological assessment）是依据心理学的原理和方法，对评估对象的心理过程、人格特征及精神状态等进行判别和鉴定。心理评估可以通过观察、晤谈、测查、精神现状检查和仪器辅助检查来实现。

心理测查（psychological testing）也称心理测量（psychological measurement），是指应用标准化的心理测验和心理量表，在标准情境下对个体的外显行为进行客观的观察，并将观察结果按照数量或类别的形式对个体内在心理特征加以描述。心理测量是心理评估的重要手段和技术。

量表评估（scale evaluation）是心理测查方法之一，指将要了解的信息以量化的形式呈现，根据设定的等级对被评估者某些特征进行评价的方法。

心理评估、心理测查和量表评估的关系见图5-2-1。

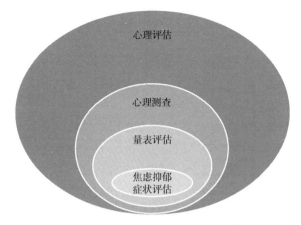

图 5-2-1　心理评估、心理测查和量表评估的关系

（二）量表概述

量表如同一个标尺，帮助医生从千头万绪的状态描述中解脱出来，更加便捷、客观、规范、细致地展示某些临床特点，更方便识别与比较。每一个量表都有固定的条目设置和评分标准，研发过程中要经过信效度的检验。一个好的量表要求具有良好的信度和效度。精神心理量表不可避免具有局限性，如评估范围的局限性、评估内容的机械性、量表条目的等价性不一等。

心理评估量表依据其用途可以分为诊断量表、症状评估量表和其他量表。

（1）诊断量表：是一类配合诊断标准编制的量表，如复合型国际诊断用检查提纲（CIDI）就是一个精神检查提纲，并且可以根据国际疾病分类第十版（ICD-10）做出各类精神障碍的诊断。

（2）症状评估量表：是一类针对某一个或某一组症状进行评估的量表，是综合医院最常使用的一类量表，如汉密尔顿抑郁量表就是围绕抑郁症状的各种表现评估抑郁症状的严重程度及特点。

（3）其他用于特定目的的量表：如可以反映被评定者一定时期内所经历的各种生活事件及其对心理状态影响程度的生活事件量表、用于生活能力和生活质量评估的量表、用于人格特质和能力潜质评估的量表等。

量表按照评定方式分为自评量表、他评量表、观察量表、检查量表等，目前量表的评定和结果反馈也可以依托计算机进行，更加便捷。

量表应用中应注意的问题：

1. 目标明确　若想借助量表进行精神疾病的诊断如诊断抑郁症，应当选择诊断量表，而不能完全依据抑郁症状自评量表，症状评估量表只能评估抑郁症状存在与否及严重程度如何。

2. 使用方便　自评量表一般简便易行，可以用于症状的筛查和快速识别，但由于量表一般需阅读后回答，文化程度过低、视听障碍或理解力障碍的患者不能有效完成。在时间有限的情况下，较多条目的人格测查不方便使用，但可以随后帮助甄别其他精神问题及分析人格基础。

3. 操作规范　严格按照操作手册标示的指导语完成量表评测，注意量表的时间范围等要求，对测查场地/测查人员的要求可以减少随意性，增加一致性。

4. 结果解释　虽然量表编制过程中已最大限度地提升量表的信效度，但由于前述量表的局限性及可能的主观因素影响，量表结果可能有一定偏差，提供的结论仅供参考。

5. 量表开发　量表是为临床服务的工具，虽然很多量表都可以在综合医院各科使用，但随着对精神卫生和心理健康认识的增强，有许多更新的领域会应用精神心理量表，也需要更多的医生参与实用、高效、科学的量表开发。

（三）前庭行为心理评估相关量表的选择和使用

对非精神专科医生而言，心理评估量表在某种程度上为眩晕患者常见精神心理问题的识别和诊断提供了参照，常用的量表多数为症状评估，也可选择使用人格特质、认知功能、社会功能量表等（表5-2-1）。

表 5-2-1　前庭行为心理评估常用量表

序号	量表名称	英文名称及缩写	评定形式	评定时间（min）	应用推荐
1	眩晕障碍量表	dizziness handicap inventory, DHI	自评	10	评估眩晕、头晕的主观感受
2	抑郁自评量表	self-rating depression scale, SDS	自评	5~10	1周内抑郁症状主观感受，可用于抑郁筛查

续表

序号	量表名称	英文名称及缩写	评定形式	评定时间（min）	应用推荐
3	焦虑自评量表	self-rating anxiety scale，SAS	自评	5～10	1周内焦虑症状主观感受，可用于焦虑筛查
4	贝克抑郁问卷	Beck depression inventory，BDI	自评	5～10	当时状态下抑郁严重程度主观评估，可用于抑郁筛查
5	医院焦虑抑郁量表	hospital anxiety and depression scale，HADS	自评	5	抑郁焦虑症状主观评估
6	9项患者健康问卷	patient health questionnaire-9，PHQ-9	自评	5	世界卫生组织推荐用于抑郁症状筛查评估
7	7项广泛性焦虑量表	generalized anxiety disorder-7，GAD-7	自评	5	用于焦虑症状的筛查评估
8	90项症状清单	symptom checklist 90，SCL-90	自评	20	用于精神症状的筛查
9	汉密尔顿抑郁量表	Hamilton depression scale，HAMD	他评	15～20	用于抑郁症状严重程度的评估，为抑郁症状严重程度评估金标准
10	汉密尔顿焦虑量表	Hamilton anxiety scale，HAMA	他评	15～20	用于焦虑症状严重程度的评估
11	状态-特质性焦虑问卷	state-trait anxiety inventory，STAI	自评	10～20	区分状态性或特质性焦虑
12	失眠严重程度指数	insomnia severity index，ISI	自评	5	用于失眠严重程度的筛查和评估
13	匹兹堡睡眠质量指数	Pittsburgh sleep quality index，PSQI	自评	10～20	用于睡眠质量的评估
14	简明国际神经精神障碍交谈检查表	mini-international neuro-psychiatric interview，MINI	他评	各个疾病有所不同，抑郁模块需要5～10min	用于精神疾病诊断

续表

序号	量表名称	英文名称及缩写	评定形式	评定时间（min）	应用推荐
15	社会支持评定量表	social support rating scale, SSRS	自评	5～10	用于社会支持水平的评估
16	健康调查量表36	short form-36, SF-36	自评	10～15	用于生活质量的评估
17	世界卫生组织生存质量测定量表简表	WHOQOL-BREF	自评	10	用于生活质量的评估

1. 眩晕障碍量表（dizziness handicap inventory, DHI） 由 Jacobson 和 Newman 于 1990 年开发的用于评估眩晕严重程度的量表，是国际通用的前庭疾病中较广泛应用的症状性评估量表，评估患者眩晕、头晕的主观感受。问卷的内容包括患者对眩晕、平衡和行走困难及头晕的感受，对眩晕的恐惧、焦虑、沮丧等情绪反应，以及因眩晕而限制活动、避免某些姿势或环境等，可以反映患者的情绪问题和功能影响。DHI 适用于各种原因引起的眩晕症状，包括良性位置性眩晕、梅尼埃病、前庭神经炎等。

问卷共 25 个条目，包含躯体 P（28）、情感 E（36）、功能 F（36）和 DHI 总指数共 4 个方面。每个条目有 3 个选项：A，是（4 分）；B，有时（2 分）；C，否（0 分）。总分越高，残障程度越严重。0～30 分为轻度障碍，31～60 分为中度障碍，61～100 为重度障碍。DHI 为自评量表，评估时间大约 10min。

指导语：请仔细阅读以下每个条目，在每个问题后选择是、否或者有时。请根据您自己在眩晕或平衡障碍发生时的情况进行回答。

序号	内容	评分
1	向上看会加重眩晕或平衡障碍吗	A B C
2	您是否会因为眩晕或平衡障碍而感到失落	A B C
3	是否会因为眩晕或平衡障碍而限制您的工作或休闲旅行	A B C
4	在超市的货架道中行走会加重眩晕或平衡障碍吗	A B C
5	是否会因为眩晕或平衡障碍导致上下床有困难	A B C

序号	内容	评分
6	是否会因为眩晕或平衡障碍限制了您的社交活动，如出去晚餐、看电影、跳舞或聚会	A　B　C
7	是否会因为眩晕或平衡障碍导致阅读有困难	A　B　C
8	进行剧烈活动时，如运动、跳舞或者做家务（扫除、放置物品）会加重眩晕或平衡障碍吗	A　B　C
9	是否会因为眩晕或平衡障碍害怕在没有人陪伴时独自在家	A　B　C
10	是否会因为眩晕或平衡障碍在他人面前感到局促不安	A　B　C
11	做快速的头部运动是否会加重眩晕或平衡障碍	A　B　C
12	是否会因为眩晕或平衡障碍而恐高	A　B　C
13	在床上翻身会加重眩晕或平衡障碍吗	A　B　C
14	是否会因为眩晕或平衡障碍而在做较重的家务或体力劳动时感到有困难	A　B　C
15	是否会因为眩晕或平衡障碍而害怕别人误认为您是喝醉了	A　B　C
16	是否会因为眩晕或平衡障碍无法独立完成工作	A　B　C
17	在人行道上行走会加重眩晕或平衡障碍吗	A　B　C
18	是否会因为眩晕或平衡障碍很难集中注意力	A　B　C
19	是否会因为眩晕或平衡障碍而导致夜间在房子里行走有困难	A　B　C
20	是否会因为眩晕或平衡障碍而害怕独自在家	A　B　C
21	是否会因为眩晕或平衡障碍而感到自己有残疾	A　B　C
22	是否会因为眩晕或平衡障碍给您与家人或朋友的关系带来压力	A　B　C
23	会因为眩晕或平衡障碍而感到沮丧吗	A　B　C
24	眩晕或平衡障碍是否已经影响您的工作或家庭责任	A　B　C
25	弯腰会加重眩晕或平衡障碍吗	A　B　C

2. 抑郁自评量表（self-rating depression scale，SDS）　由 Zung 于 1965 年编制，是评估患者抑郁症状主观感受的自评量表，是应用较广泛的抑郁自评量表，适用于一般人群和疾病患者。

SDS 包括 20 个条目，每个条目按照四级评分。若为正向评分题，依次评为粗分 1、2、3、4 分；反向评分题则评为 4、3、2、1 分（*为反向评分题，测查版不用标记*号）。20 个条目中的各项分数相加，即得总粗分（X），然后将粗分乘以 1.25 以后取整数部分，就得到标准分（Y），评分越高，表示抑郁症状越严重。SDS 的总分为 0～100 分，其中 50 分以上提示存在明显抑郁症状。该量表为自评量表，评定时间 5～10min，依据 1 周内情况，必要时可多次评估。

指导语：下面有 20 条文字，请仔细阅读每一条，弄清含义，然后根据您近 1 周的情况，在适当的数字下画钩，每一条文字后有 4 个数字，1 代表没有或很少，2 代表少部分时间，3 代表相当多时间，4 代表全部时间。

序号	内容	评分			
1	我觉得闷闷不乐，情绪低沉	1	2	3	4
*2	我觉得一天之中早晨最好	4	3	2	1
3	我一阵阵哭出来或觉得想哭	1	2	3	4
4	我晚上睡眠不好	1	2	3	4
*5	我吃得跟平常一样多	4	3	2	1
*6	我与异性密切接触时和以往一样感到愉快	4	3	2	1
7	我发觉体重在下降	1	2	3	4
8	我有便秘的苦恼	1	2	3	4
9	我心跳比平常快	1	2	3	4
*10	我无缘无故地感到疲乏	4	3	2	1
*11	我的头脑跟平常一样清楚	4	3	2	1
12	我觉得经常做的事情并没有困难	1	2	3	4
13	我觉得不安而平静不下来	1	2	3	4
*14	我对将来抱有希望	4	3	2	1
15	我比平常容易生气激动	1	2	3	4
*16	我觉得做出决定是容易的	4	3	2	1
*17	我觉得自己是个有用的人，有人需要我	4	3	2	1
*18	我的生活过得很有意思	4	3	2	1
19	我认为如果我死了，别人会生活得好些	1	2	3	4
*20	平常感兴趣的事我仍然感兴趣	4	3	2	1

3. 焦虑自评量表（self-rating scale，SAS）　由 Zung 于 1971 年编制，是评估患者焦虑症状主观感受的自评量表，是应用较广泛的焦虑自评量表，适用于一般人群和患者。

SAS 包括 20 个条目，每个条目按照四级评分。若为正向评分题，依次评为粗分 1、2、3、4 分；反向评分题则评为 4、3、2、1 分（*为反向评分题，测查版不用标记*号）。20 个项目中的各项分数相加，即得总粗分（X），然后将粗分乘以 1.25 以后取整数部分，就得标准分（Y），评分越高，表示焦虑症状越严重。SDS 的总分为 0～100 分，其中 50 分以上提示存在明显焦虑症状。该量表为自评量表，评定时间 5～10min，依据 1 周内情况，必要时可多次评估。

指导语：下面有 20 条文字，请仔细阅读每一条，弄清含义，然后根据您近 1 周的情况，在适当的数字下画钩，每一条文字后有 4 个数字，1 代表没有或很少，2 代表少部分时间，3 代表相当多时间，4 代表全部时间。

序号	内容		评分		
1	我觉得比平常容易紧张和着急	1	2	3	4
2	我无缘无故地感到害怕	1	2	3	4
3	我容易心里烦乱或觉得惊恐	1	2	3	4
4	我觉得可能要发疯	1	2	3	4
*5	我觉得一切都很好，也不会发生什么不幸	4	3	2	1
6	我手脚发抖打颤	1	2	3	4
7	我因为头痛、颈痛和背痛而苦恼	1	2	3	4
8	我感觉容易衰弱和疲乏	1	2	3	4
*9	我觉得心平气和，并且容易安静坐着	4	3	2	1
10	我觉得心跳很快	1	2	3	4
11	我因为一阵阵头晕而苦恼	1	2	3	4
12	我有晕倒发作感或觉得要晕倒	1	2	3	4
*13	我呼气吸气都感到很容易	4	3	2	1
14	我手脚麻木和刺痛	1	2	3	4
15	我因为胃痛和消化不良而苦恼	1	2	3	4
16	我常常要小便	1	2	3	4

续表

序号	内容	评分			
*17	我的手常常是干燥温暖的	4	3	2	1
18	我脸红发热	1	2	3	4
*19	我容易入睡并且一夜睡得很好	4	3	2	1
20	我做噩梦	1	2	3	4

资料来源：张明园，何燕玲.2015. 精神科评定量表手册. 长沙：湖南科学技术出版社。

4. 贝克抑郁问卷（Beck depression inventory，BDI）　　由 Beck 于 1961 年编制，为美国最早的抑郁自评量表之一，是专门评测抑郁严重程度的量表，具有较好的信度和效度。常用版本为 13 个条目，0～3 四级评分，BDI 总分可以区分有无抑郁症状及其严重程度：0～4 分为无，5～7 分为轻度，8～15 分为中度，16 分以上为严重。该量表为自评量表，按照指导语要求评估，完成需 5～10min。

指导语：下面是一个问卷，每题都有 4 个短句，代表 4 个可能的答案。请您仔细阅读每一道题的所有回答，读完后，请选择一个最符合您今天此刻情况的句子，并在前面的数字上画圈。然后接着做下一题。

1.
（0）我不感到忧郁。
（1）我感到忧郁或沮丧。
（2）我整天忧郁，无法摆脱。
（3）我十分忧郁，已经忍受不住。

2.
（0）我对未来并不悲观失望。
（1）我对前途不太乐观。
（2）我对前途不抱希望。
（3）我感到今后毫无希望，不可能有所好转。

3.
（0）我并无失败的感觉。
（1）我觉得和大多数人相比我是失败的。
（2）回顾我的一生，我觉得那是一连串的失败。
（3）我觉得我是个失败的人。

4.

（0）我并不觉得有什么不满意。

（1）我觉得我不能像平时那样享受生活。

（2）任何事情都不能使我感到满意一些。

（3）我对所有的事情都不满意。

5.

（0）我没有特殊的内疚感。

（1）我有时感到内疚或觉得自己没价值。

（2）我感到非常内疚。

（3）我觉得自己非常坏，一文不值。

6.

（0）我没有对自己感到失望。

（1）我对自己感到失望。

（2）我讨厌自己。

（3）我憎恨自己。

7.

（0）我没有要伤害自己的想法。

（1）我感到还是死掉的好。

（2）我考虑过自杀。

（3）如果有机会，我还会杀了自己。

8.

（0）我没失去和他人交往的兴趣。

（1）和平时相比，我和他人交往的兴趣有所减退。

（2）我已失去大部分和人交往的兴趣，我对他们没有感情。

（3）我对他人全无兴趣，也完全不理睬别人。

9.

（0）我能像平时一样做决断。

（1）我尝试避免做决定。

（2）对我而言，做出决断十分困难。

（3）我无法做出任何决断。

10.

（0）我觉得我的形象一点也不比过去糟。

（1）我担心我看起来老了，不吸引人了。

续表

（2）我觉得我的外表肯定变了，变得不具吸引力。

（3）我感到我的形象丑陋且讨人厌。

11.

（0）我能像平时那样工作。

（1）我要做额外努力才能开始做事。

（2）我必须努力强迫自己，方能干事。

（3）我完全不能做事情。

12.

（0）和以往相比，我并不容易疲倦。

（1）我比过去容易觉得疲乏。

（2）我做任何事都感到疲乏。

（3）我太易疲乏了，不能干任何事。

13.

（0）我的胃口不比过去差。

（1）我的胃口没有过去那样好。

（2）我的胃口比过去差多了。

（3）我一点食欲都没有。

5. 医院焦虑抑郁量表（hospital anxiety and depression scale，HADS）由 Zigmond 和 Snaith 于 1983 年编制，用于人群中焦虑抑郁的筛查和综合医院中患者的焦虑抑郁筛查。该量表共 14 项，包括焦虑和抑郁两个因子，每个因子 7 项。该量表为自评量表，按照指导语要求评估，完成约需 5min，较为便捷。

指导语：情绪在大多数疾病中起着重要作用，如果医生了解您的情绪变化，他们就能给您更多的帮助。请您阅读以下各个项目，在其中最符合您最近 1 个月以来的情绪评分上画圈。对这些问题的回答不要做过多的考虑，立即做出的回答会比考虑后再回答更切合实际。

序号	内容	评分			
1	我感到紧张（或痛苦）	几乎所有时候 3	大多数时候 2	有时 1	根本没有 0
2	我对以往感兴趣的事情还是有兴趣	肯定一样 0	不像以前那样多 1	只有一点儿 2	基本上没有了 3

续表

序号	内容	评分			
3	我感到有点害怕，好像预感到有什么可怕的事情要发生	非常肯定和十分严重 3	是有，但并不太严重 2	有一点，但并不使我苦恼 1	根本没有 0
4	我能够哈哈大笑，并看到事物好的一面	我经常这样 0	现在已经不大这样了 1	现在肯定是不太多了 2	根本没有 3
5	我的心中充满烦恼	大多数时间 3	常常如此 2	时时，但并不经常 1	偶然如此 0
6	我感到愉快	根本没有 3	并不经常 2	有时 1	大多数 0
7	我能够安闲而轻松地坐着	肯定 0	经常 1	并不经常 2	根本没有 3
8	我对自己的仪容（打扮自己）失去兴趣	肯定 3	并不像我应该做到的那样关心 2	我可能不是非常关心 1	我仍像以往一样关心 0
9	我有点坐立不安，好像感到非要活动不可	确实非常多 3	是不少 2	并不很多 1	根本没有 0
10	我对一切都是乐观地向前看	差不多是这样做的 0	并不完全是这样做的 1	很少这样做 2	几乎从来不这样做 3
11	我突然有恐慌感	确实很经常 3	时常 2	并非经常 1	根本没有 0
12	我好像感到情绪在渐渐低落	几乎所有的时间 3	很经常 2	有时 1	根本没有 0
13	我感到有点害怕，好像某个内脏器官变坏了	根本没有 0	有时 1	很经常 2	非常经常 3
14	我能欣赏一本好书或一档好的广播或电视节目	常常 0	有时 1	并非经常 2	很少 3

总评分：

6. 9 项患者健康问卷（PHQ-9） 源自 1999 年 Spitzer 编制的患者健康问卷的抑郁模块，在基层卫生机构或综合医院内科等用于辅助筛查诊断抑郁。PHQ-9 是世界卫生组织推荐的抑郁筛查量表，应用较为广泛。该量表有 10 条，包括 9 个条目和 1 个总评项，为 0~3 四级评分。该量表为自评量表，按照指导语要求评估，完成需 5min 左右。评分≥9 分提示存在抑郁情绪，值得关注（表 5-2-2）。

表 5-2-2　PHQ-9 量表的评分规则及治疗建议

分值	结果分析	治疗建议
0~4 分	没有抑郁	无
5~9 分	轻度抑郁	观察等待：随访时复查 PHQ-9
10~14 分	中度抑郁	制订治疗计划，考虑咨询、随访和（或）药物治疗
15~19 分	中重度抑郁	积极进行药物治疗和（或）心理治疗
20~27 分	重度抑郁	立即首先选择药物治疗，若严重损伤或对治疗无效，建议转诊至精神疾病专家，进行心理治疗和（或）综合治疗

指导语：在过去 2 周，您有多少时间被以下问题所困扰？（在对应的选择下打钩。）0~3 评分分别代表：0 完全不会，1 好几天，2 一半以上的天数，3 几乎每天。

序号	内容	评分			
1	做事时提不起劲或没有兴趣	0	1	2	3
2	感到心情低落、沮丧或绝望	0	1	2	3
3	入睡困难、睡眠不安或睡眠过多	0	1	2	3
4	感觉疲倦或没有活力	0	1	2	3
5	食欲缺乏或进食太多	0	1	2	3
6	觉得自己很糟，或觉得自己很失败，或觉得让自己或家人失望	0	1	2	3
7	对事物专注有困难，如阅读报纸或看电视时	0	1	2	3
8	动作或说话速度缓慢到别人已经觉察，或正好相反，烦躁或坐立不安、动来动去的情况更胜于平常	0	1	2	3
9	有不如死掉或用某种方式伤害自己的念头	0	1	2	3

这些问题在您工作、处理家务或与他人相处时造成多大困难：
毫无困难，有点困难，非常困难，极度困难

7. 7 项广泛性焦虑量表（generalized anxiety disorder-7，GAD-7）　由 Spizer 等于 2006 年编制，为患者健康问卷的焦虑模块，用于基层保健中筛查焦虑障碍。该量表有 7 个条目，为 0~3 四级评分，以最近 2 周出现靶症状的天数评估。其为自评量表，按照指导语要求评估，完成需 5min 左右。总分 9 分提示存在焦虑情绪，值得关注。

指导语：在过去 2 周，有多少时间您受到以下任何问题困扰？（在对应的评分下打钩。）0～3 评分分别代表：0 完全不会，1 好几天，2 一半以上的天数，3 几乎每天。

序号	内容	评分			
1	感到不安、担心及烦躁	0	1	2	3
2	不能停止或无法控制担心	0	1	2	3
3	对各种各样的事情担忧过多	0	1	2	3
4	很紧张，很难放松下来	0	1	2	3
5	非常焦躁，以致无法静坐	0	1	2	3
6	变得容易烦恼或易被激怒	0	1	2	3
7	感到好像有什么可怕的事会发生	0	1	2	3

如果发现有如上症状，它们影响您的家庭生活、工作、人际关系的程度是：

没有困难，有一些困难，很多困难，非常困难

8. 90 项症状清单（symptom checklist 90，SCL-90） 也称症状自评量表，1973 年由 Derogatis 编制，是国内外应用都较为广泛的一种量表，主要用于成年人神经症、适应障碍及其他轻度精神障碍，更适用于临床有症状而非普通人群的筛查。该量表共 90 项，包括较广泛的精神症状内容，从感觉、情感、思维、行为直至生活习惯、人际关系、饮食睡眠都有涉及。其共包含 9 个因子：躯体化、强迫症状、人际关系敏感、抑郁、焦虑、敌对、恐惧、偏执、精神病性症状。该量表为自评量表，按照指导语要求评估，因条目较多，完成需 20min 左右。

指导语：以下列出了有些人可能会出现的问题，请仔细阅读每一条，然后根据最近 1 周以内下述情况影响您的实际感受，选择最符合您的一种情况，在相应的等级下打钩。

自我评定的五个等级：1 分，无，自觉并无该项问题（症状）；2 分，轻度，自觉有该问题，但并不频繁发生和严重；3 分，中度，自觉有该项症状，其严重程度为轻度到中度；4 分，偏重，自觉常有该项症状，其程度为中度到严重；5 分，严重，自觉该症状的频度和强度都十分严重。

序号	内容	评分				
1	头痛	1	2	3	4	5
2	神经过敏，心中不踏实	1	2	3	4	5
3	头脑中有不必要的想法或字句盘旋	1	2	3	4	5
4	头晕或晕倒	1	2	3	4	5
5	对异性的兴趣减退	1	2	3	4	5
6	对旁人责备求全	1	2	3	4	5
7	感到别人能控制自己的思想	1	2	3	4	5
8	责怪别人制造麻烦	1	2	3	4	5
9	忘性大	1	2	3	4	5
10	担心自己衣饰整齐与否及仪态不端正	1	2	3	4	5
11	容易烦恼和激动	1	2	3	4	5
12	胸痛	1	2	3	4	5
13	害怕空旷的场所或街道	1	2	3	4	5
14	感到自己的精力下降、活动减慢	1	2	3	4	5
15	想结束自己的生命	1	2	3	4	5
16	听到旁人听不到的声音	1	2	3	4	5
17	发抖	1	2	3	4	5
18	感到大多数人都不可信任	1	2	3	4	5
19	胃口不好	1	2	3	4	5
20	容易哭泣	1	2	3	4	5
21	同异性相处时感到害羞、不自在	1	2	3	4	5
22	感到受骗，中了圈套或有人想抓住自己	1	2	3	4	5
23	无缘无故地突然感到害怕	1	2	3	4	5
24	不能控制地大发脾气	1	2	3	4	5
25	怕单独出门	1	2	3	4	5
26	经常责怪自己	1	2	3	4	5
27	腰痛	1	2	3	4	5
28	感到难以完成任务	1	2	3	4	5
29	感到孤独	1	2	3	4	5
30	感到苦闷	1	2	3	4	5

序号	内容	评分				
31	过分担忧	1	2	3	4	5
32	对事物不感兴趣	1	2	3	4	5
33	感到害怕	1	2	3	4	5
34	您的感情容易受到伤害	1	2	3	4	5
35	旁人能知道您的私下想法	1	2	3	4	5
36	感到他人不理解您、不同情您	1	2	3	4	5
37	感到他人对您不友好，不喜欢您	1	2	3	4	5
38	做事必须做得很慢以保证做得正确	1	2	3	4	5
39	心跳得很厉害	1	2	3	4	5
40	恶心或胃部不舒服	1	2	3	4	5
41	感到比不上他人	1	2	3	4	5
42	肌肉酸痛	1	2	3	4	5
43	感到有人在监视您、谈论您	1	2	3	4	5
44	难以入睡	1	2	3	4	5
45	做事必须反复检查	1	2	3	4	5
46	难以做出决定	1	2	3	4	5
47	怕乘电车、公共汽车、地铁或火车	1	2	3	4	5
48	呼吸有困难	1	2	3	4	5
49	一阵阵发冷或发热	1	2	3	4	5
50	因为感到害怕而避开某些东西、场合或活动	1	2	3	4	5
51	脑子变空了	1	2	3	4	5
52	身体发麻或刺痛	1	2	3	4	5
53	喉咙有阻塞感	1	2	3	4	5
54	感到前途没有希望	1	2	3	4	5
55	不能集中注意力	1	2	3	4	5
56	感到身体的某一部分软弱无力	1	2	3	4	5
57	感到紧张或容易紧张	1	2	3	4	5
58	感到手或脚发重	1	2	3	4	5
59	想到死亡的事	1	2	3	4	5
60	吃得太多	1	2	3	4	5

续表

序号	内容	评分				
61	当别人看着您或谈论您时感到不自在	1	2	3	4	5
62	有一些不属于您自己的想法	1	2	3	4	5
63	有想打人或伤害他人的冲动	1	2	3	4	5
64	醒得太早	1	2	3	4	5
65	必须反复洗手、点数	1	2	3	4	5
66	睡得不稳不深	1	2	3	4	5
67	有想摔坏或破坏东西的想法	1	2	3	4	5
68	有一些他人没有的想法	1	2	3	4	5
69	感到对他人神经过敏	1	2	3	4	5
70	在商店或电影院等人多的地方感到不自在	1	2	3	4	5
71	感到做任何事情都很困难	1	2	3	4	5
72	一阵阵恐惧或惊恐	1	2	3	4	5
73	感到在公共场合吃东西很不舒服	1	2	3	4	5
74	经常与人争论	1	2	3	4	5
75	单独一人时很紧张	1	2	3	4	5
76	他人对您的成绩没有做出恰当的评价	1	2	3	4	5
77	即使和他人在一起也感到孤单	1	2	3	4	5
78	感到坐立不安、心神不定	1	2	3	4	5
79	感到自己没有什么价值	1	2	3	4	5
80	感到熟悉的东西变得陌生或不真实	1	2	3	4	5
81	大叫或摔东西	1	2	3	4	5
82	害怕会在公共场合晕倒	1	2	3	4	5
83	感到他人想占您的便宜	1	2	3	4	5
84	为一些有关性的想法而苦恼	1	2	3	4	5
85	认为应该因为自己的过错而受到惩罚	1	2	3	4	5
86	想要很快把事情做完	1	2	3	4	5
87	感到自己的身体有严重的问题	1	2	3	4	5
88	从未感到和其他人很亲近	1	2	3	4	5
89	感到自己有罪	1	2	3	4	5
90	感到自己的脑子有毛病	1	2	3	4	5

9. 汉密尔顿抑郁量表（Hamilton depression scale，HAMD）　由 Hamilton 于 1960 年编制，是临床上评定抑郁状态时应用得最为普遍的量表，具有较高的信度和效度，是其他抑郁量表平行效度检验的金标准。该量表分为 17 项、21 项和 24 项 3 个版本，以总分和因子分反映抑郁的严重程度。其共分为 7 类因子：焦虑躯体化、体重、认知障碍、日夜变化、阻滞、睡眠障碍、绝望感。由经过培训的检查者通过他评评估，采用交谈和观察的方式进行，整个量表的评估需 15~20min。17 项版本总分超过 24 分提示可能为严重抑郁，超过 17 分提示可能为轻度或中度抑郁，小于 7 分提示没有抑郁症状。

序号	内容	评分参考
1	抑郁情绪	1 分，只在问到时才诉述；2 分，在访谈中自发地表达；3 分，不用言语也可以从表情、姿势、声音或欲哭中流露出这种情绪；4 分，患者的自发言语和非语言表达（表情、动作）几乎完全表现为这种情绪
2	有罪感	1 分，责备自己，感到自己已连累他人；2 分，认为自己犯了罪，或反复思考以往的过失和错误；3 分，认为目前的疾病是对自己所犯错误的惩罚，或有罪恶妄想；4 分，罪恶妄想伴有指责或威胁性幻觉
3	自杀	1 分，觉得活着没有意义；2 分，希望自己已经死去，或常想到与死亡有关的事；3 分，消极观念（自杀念头）；4 分，有严重自杀行为
4	入睡困难	1 分，主诉有入睡困难，上床半小时后仍不能入睡（要注意平时患者入睡的时间）；2 分，主诉每晚均有入睡困难
5	睡眠不深	1 分，睡眠浅，多噩梦；2 分，半夜（晚 12 点以前）曾醒来（不包括上厕所）
6	早醒	1 分，有早醒，比平时早醒 1h，但能重新入睡（应排除平时的习惯）；2 分，早醒后无法重新入睡
7	工作和兴趣	1 分，提问时才诉述；2 分，自发地直接或间接表达对活动、工作或学习失去兴趣，如感到无精打采，犹豫不决，不能坚持或需强迫自己去工作或活动；3 分，活动时间减少或成效下降，住院患者每天参加病房劳动或娱乐不满 3h；4 分，因目前的疾病而停止工作，住院者不参加任何活动或者没有他人帮助便不能完成日常事务（注意不能只要是住院就打 4 分）
8	阻滞	1 分，精神检查中发现轻度阻滞；2 分，精神检查中发现明显阻滞；3 分，精神检查进行困难；4 分，完全不能回答问题（木僵）
9	激越	1 分，检查时有些心神不定；2 分，明显心神不定或小动作多；3 分，不能静坐，检查中曾起立；4 分，搓手、咬手指、扯头发、咬嘴唇

续表

序号	内容	评分参考
10	精神性焦虑	1分，问及时才诉述；2分，自发地表达；3分，表情和言谈流露出明显忧虑；4分，明显惊恐
11	躯体性焦虑	1分，轻度；2分，中度，有肯定的上述症状；3分，重度，上述症状严重，影响生活或需要处理；4分，严重影响生活和活动
12	胃肠道症状	1分，食欲减退，但不需他人鼓励便自行进食；2分，进食需他人催促或请求，且需要应用泻药或助消化药
13	全身症状	1分，四肢、背部或颈部有沉重感，背痛、头痛、肌肉疼痛，全身乏力或疲倦；2分，症状明显
14	性症状	1分，轻度；2分，重度；3分，不能肯定，或该项对被评者不适合（不计入总分）
15	疑病	1分，对身体过分关注；2分，反复考虑健康问题；3分，有疑病妄想；4分，伴幻觉的疑病妄想
16	体重减轻	按病史评定：1分，患者诉说可能有体重减轻；2分，肯定体重减轻。按体重记录评定：1分，1周内体重减轻超过0.5kg；2分，1周内体重减轻超过1kg
17	自知力	0分，知道自己有病，表现为抑郁；1分，知道自己有病，但归咎于伙食太差、环境问题、工作过忙、病毒感染或需要休息；2分，完全否认有病
18	日夜变化	1分，轻度变化：晨1、晚1；2分，重度变化：晨2、晚2
19	人格解体或现实解体	1分，问及时才诉述；2分，自然诉述；3分，有虚无妄想；4分，伴幻觉的虚无妄想
20	偏执症状	1分，有猜疑；2分，有牵连观念；3分，有关系妄想或被害妄想；4分，伴有幻觉的关系妄想或被害妄想
21	强迫症状	1分，问及时才诉述；2分，自发诉述
22	能力减退感	1分，仅于提问时方引出主观体验；2分，患者主动表示有能力减退感；③需鼓励、指导和安慰才能完成日常事务或个人卫生；④穿衣、梳洗、进食、铺床或个人卫生均需他人协助
23	绝望感	1分，有时怀疑"情况是否会好转"，但解释后能接受；2分，持续感到"没有希望"，但解释后能接受；3分，对未来感到灰心、悲观和失望，解释后不能消除；4分，自动地反复诉述"我的病好不了啦"诸如此类的情况
24	自卑感	1分，仅在询问时诉述有自卑感（我不如他人）；2分，主动诉述有自卑感；3分，主动诉述"我一无是处"或"低人一等"，与评2分者只是程度上的差别；4分，自卑感达到妄想的程度，如"我是废物"或类似情况

10. 汉密尔顿焦虑量表（Hamilton anxiety scale，HAMA）　由
Hamilton 于 1959 年编制，是最经典的焦虑评估量表，具有良好的信度和
效度。该量表共 14 项，为 0～4 五级评分：0，无；1，轻；2，中；3，
重；4，极重。以总分和躯体性焦虑及精神性焦虑因子分反映抑郁严重程
度和特征，总分超过 29 分为严重焦虑，21～29 分为显著焦虑，14～20
分为中度焦虑，7～14 分为轻度焦虑，小于 6 分为正常。该量表为他评
量表，由经过培训的专业人员按照操作手册要求的评分标准评定，仍然
不能直接用于焦虑症诊断。评估时间为 15～20min。

序号	内容	评分				
1	焦虑心境：担心、担忧，感到有最坏的事情将要发生，容易激惹	0	1	2	3	4
2	紧张：紧张感、易疲劳、不能放松，情绪反应，易哭、颤抖、感到不安	0	1	2	3	4
3	害怕：害怕黑暗、陌生人、一人独处、动物、乘车或旅行及人多的场合	0	1	2	3	4
4	失眠：难以入睡、易醒、睡得不深、多梦、梦魇、夜惊、醒后感疲倦	0	1	2	3	4
5	认知功能：或称记忆、注意障碍。注意力不能集中，记忆力差	0	1	2	3	4
6	抑郁心境：丧失兴趣、对以往爱好缺乏快感、忧郁、早醒、昼重夜轻	0	1	2	3	4
7	肌肉症状：肌肉酸痛、活动不灵活、肌肉抽动、肢体抽动、牙齿打颤、声音发抖	0	1	2	3	4
8	感觉系统症状：视物模糊、发冷发热、软弱无力感、浑身刺痛	0	1	2	3	4
9	心血管系统症状：心动过速、心悸、胸痛、血管跳动感、晕倒感、心搏脱漏	0	1	2	3	4
10	呼吸系统症状：胸闷、窒息感、叹息、呼吸困难	0	1	2	3	4
11	胃肠道症状：吞咽困难、嗳气、消化不良（进食后腹痛、胃部烧灼痛、腹胀、恶心、饱腹感）、肠动感、肠鸣、腹泻、体重减轻、便秘	0	1	2	3	4

续表

序号	内容		评分			
12	生殖泌尿系统症状：尿意频数、尿急、停经、性冷淡、过早射精、勃起不能、阳痿	0	1	2	3	4
13	自主神经系统症状：口干、潮红、苍白、易出汗、易起鸡皮疙瘩、紧张性头痛、毛发竖起	0	1	2	3	4
14	会谈时行为表现	0	1	2	3	4

11. 状态-特质性焦虑问卷（state-trait anxiety inventory，STAI）　由 Charles Spielberger 于 1977 年编制，于 1983 年修订，能直观反映焦虑患者的主观感受，并能将当前（状态焦虑）与一贯（特质焦虑）加以区分，可区分短暂的情绪焦虑状态与人格焦虑倾向，用于具有焦虑症状的成人，也可在综合医院使用。其含有两个分量表，每个分量表有 20 项。1~4 四级评分：1，几乎没有；2，有点；3，相当多；4，非常多。该量表为自评量表，由受试者根据自己的体验选择最合适的分值（*为反向评分题，测查版不用标记*）。分别计算 S-AI 和 T-AI 量表的累加分，得分越高，表明状态或特质焦虑的程度越重。完成需 10~20min。

（1）状态焦虑问卷（S-AI）

指导语：下面列出的是人们常常用于自己的描述，请逐一阅读，然后在右边适当的圈上打钩来表示您现在（此时此刻）最恰当的感受。没有对或错的回答，不要对任何一条陈述花太多的时间去考虑，但所给的回答应该是您现在最恰当的感受。

序号	内容	评分			
*1	我感到心情平静	4	3	2	1
*2	我感到安全	4	3	2	1
3	我是紧张的	1	2	3	4
4	我感到紧张束缚	1	2	3	4
*5	我感到安逸	4	3	2	1
6	我感到烦乱	1	2	3	4
7	我现在正烦恼，感到这种烦恼超过了可能的不幸	1	2	3	4
*8	我感到满意	4	3	2	1

续表

序号	内容	评分			
9	我感到害怕	1	2	3	4
*10	我感到舒适	4	3	2	1
*11	我有自信心	4	3	2	1
12	我觉得神经过敏	1	2	3	4
13	我极度紧张不安	1	2	3	4
14	我优柔寡断	1	2	3	4
*15	我是轻松的	4	3	2	1
*16	我感到心满意足	4	3	2	1
17	我是烦恼的	1	2	3	4
18	我感到慌乱	1	2	3	4
*19	我感到镇定	4	3	2	1
*20	我感到愉快	4	3	2	1

（2）特质焦虑问卷（T-AI）

指导语：下面列出的是人们常常用于自己的描述，请逐一阅读，然后在右边适当的圈上打钩来表示您经常的感觉。没有对或错的回答。不要对任何一条陈述花太多的时间去考虑，但所给回答均应该是您平常所感觉到的。

序号	内容	评分			
21	我感到愉快	1	2	3	4
22	我感到神经过敏和不安	1	2	3	4
*23	我感到自我满足	4	3	2	1
*24	我希望能像别人那样高兴	4	3	2	1
25	我感到衰竭	1	2	3	4
*26	我感到很宁静	4	3	2	1
*27	我是平静的、冷静的和泰然自若的	4	3	2	1
28	我感到困难——堆积起来，因此无法克服	1	2	3	4
29	我过分忧虑一些事，实际这些事无关紧要	1	2	3	4
*30	我是高兴的	4	3	2	1
31	我的思维处于混乱状态	1	2	3	4

续表

序号	内容	评分			
32	我缺乏自信心	1	2	3	4
*33	我感到安全	4	3	2	1
*34	我容易做出决断	4	3	2	1
35	我感到不合适	1	2	3	4
*36	我是满足的	4	3	2	1
37	一些不重要的思想总缠绕着我，并打扰我	1	2	3	4
38	我产生的沮丧感是如此强烈，以致我不能从思想中排除它	1	2	3	4
*39	我是一个镇定的人	4	3	2	1
40	当我考虑我目前的事情和利益时，我就会陷入紧张状态	1	2	3	4

12. 失眠严重程度指数（insomnia severity index，ISI）　由 Charls 编制，用于评估失眠的严重程度，较多用于筛查失眠、评估失眠的治疗反应。该量表为自评量表，共 7 项，每项 0~4 五级评分，完成评定约需 5min。

指导语：请对下面每一个问题，选择符合您当前或最近 1 周情况的数字。

1. 描述您当前（或最近 2 周）入睡困难的严重程度

　无（0）　　　　　　轻度（1）　　　　中度（2）

　重度（3）　　　　　极重度（4）

2. 描述您当前（或最近 2 周）维持睡眠所产生困难的严重程度

　无（0）　　　　　　轻度（1）　　　　中度（2）

　重度（3）　　　　　极重度（4）

3. 描述您当前（或最近 2 周）早醒的严重程度

　无（0）　　　　　　轻度（1）　　　　中度（2）

　重度（3）　　　　　极重度（4）

4. 对您当前睡眠模式的满意度

　很满意（0）　　　　满意（1）　　　　一般（2）

　不满意（3）　　　　很不满意（4）

5. 您认为您的睡眠问题在多大程度上干扰了日间功能（如导致日间疲劳，影响处理工作和日常事务的能力、注意力、记忆力、情绪等）

　没有干扰（0）　　　轻微（1）　　　　有些（2）

续表

较多（3）	很多干扰（4）	

6. 与其他人相比，您的失眠问题对生活质量有多大程度的影响或损害

没有（0）	一点（1）	有些（2）
较多（3）	很多（4）	

7. 您对自己当前的睡眠问题有多大程度的焦虑和痛苦

没有（0）	一点（1）	有些（2）
较多（3）	很多（4）	

13. 匹兹堡睡眠质量指数（Pittsburgh sleep quality index，PSQI）　是全球使用最为广泛的睡眠质量评估工具之一，适用于一般人群和各种特殊人群。中文版经过了比较规范的效度、信度检验。评估周期是 1 个月，在作为睡眠质量动态变化评估工具使用时，评估周期也可以缩短为 1 周或 2 周。其为自评量表，评定耗时 10～20min。总分大于 8 分提示存在睡眠质量问题，需要关注。

指导语：下面一些问题是关于您最近睡眠情况的，请选择或填写最符合您近 1 个月实际情况的答案。

1. 近 1 个月，晚上上床睡觉通常在＿＿＿＿点。

2. 近 1 个月，从上床到入睡通常需要＿＿＿＿min。

3. 近 1 个月，通常早上＿＿＿＿点起床。

4. 近 1 个月，每夜通常实际睡眠＿＿＿＿h（不等于卧床时间）。

对下列问题请选择 1 个最适合您的答案。

5. 近 1 个月，因下列情况影响睡眠而烦恼：

a. 入睡困难（30min 内不能入睡）

（0）无	（1）＜1 次/周
（2）1～2 次/周	（3）≥3 次/周

b. 夜间易醒或早醒

（0）无	（1）＜1 次/周
（2）1～2 次/周	（3）≥3 次/周

c. 夜间去厕所

（0）无	（1）＜1 次/周
（2）1～2 次/周	（3）≥3 次/周

d. 呼吸不畅

（0）无　　　　　　　　　　（1）<1 次/周

（2）1～2 次/周　　　　　　　（3）≥3 次/周

e. 咳嗽或鼾声高

（0）无　　　　　　　　　　（1）<1 次/周

（2）1～2 次/周　　　　　　　（3）≥3 次/周

f. 感觉冷

（0）无　　　　　　　　　　（1）<1 次/周

（2）1～2 次/周　　　　　　　（3）≥3 次/周

g. 感觉热

（0）无　　　　　　　　　　（1）<1 次/周

（2）1～2 次/周　　　　　　　（3）≥3 次/周

h. 做噩梦

（0）无　　　　　　　　　　（1）<1 次/周

（2）1～2 次/周　　　　　　　（3）≥3 次/周

i. 疼痛不适

（0）无　　　　　　　　　　（1）<1 次/周

（2）1～2 次/周　　　　　　　（3）≥3 次/周

j. 其他影响睡眠的事情

（0）无　　　　　　　　　　（1）<1 次/周

（2）1～2 次/周　　　　　　　（3）≥3 次/周

如有，请说明：

6. 近 1 个月，总体来说，您认为自己的睡眠质量

（0）很好　　　　　　　　　（1）较好

（2）较差　　　　　　　　　（3）很差

7. 近 1 个月，您用药物催眠的情况

（0）无　　　　　　　　　　（1）<1 次/周

（2）1～2 次/周　　　　　　　（3）≥3 次/周

8. 近 1 个月，您常感到困倦吗

（0）无　　　　　　　　　　（1）<1 次/周

（2）1～2 次/周　　　　　　　（3）≥3 次/周

9. 近 1 个月，您做事情的精力不足吗

（0）没有　　　　　　　　　（1）偶尔有

（2）有时有　　　　　　　　（3）经常有

14. 社会支持评定量表（social support rating scale，SSRS）　是用于量化评估个体在社会环境中获得的支持类型、数量和质量的工具。以下是由肖水源于 1986 年编制的量表。该量表共有 10 个条目，包括客观支持（2、6、7 条）、主观支持（1、3、4、5 条）和对社会支持的利用度（8、9、10 条）三个维度，总分即 10 个条目评分之和。其为自评量表，评定耗时 5～10min。

指导语：下面的问题用于反映您在社会中所获得的支持，请按照各个问题的具体要求，根据您的情况填写。

---

1. 您有多少关系密切，可以得到支持和帮助的朋友（　　　）

（1）一个也没有　　　　　　　　　　（2）1～2 个

（3）3～5 个　　　　　　　　　　　　（4）6 个或 6 个以上

2. 近 1 年来您（　　　）

（1）远离家人，且独居一室　　　　　（2）住处经常变动，多数时间和陌生人住在一起

（3）和同学、同事或朋友住在一起　　（4）和家人住在一起

3. 您与邻居（　　　）

（1）相互之间从不关心，只是点头之交　（2）遇到困难可能稍微关心

（3）有些邻居很关心您　　　　　　　（4）大多数邻居都很关心您

4. 您与同事（　　　）

（1）相互之间从不关心，只是点头之交　（2）遇到困难可能稍微关心

（3）有些同事很关心您　　　　　　　（4）大多数同事很关心您

5A. 从夫妻（恋人）得到的支持和照顾（　　　）

（1）无　　　　　　　　　　　　　　（2）极少

（3）一般　　　　　　　　　　　　　（4）全力支持

5B. 从父母得到的支持和照顾（　　　）

（1）无　　　　　　　　　　　　　　（2）极少

（3）一般　　　　　　　　　　　　　（4）全力支持

5C. 从儿女得到的支持和照顾（　　　）

（1）无　　　　　　　　　　　　　　（2）极少

（3）一般　　　　　　　　　　　　　（4）全力支持

5D. 从兄弟姐妹得到的支持和照顾（　　　）

（1）无　　　　　　　　　　　　　　（2）极少

（3）一般　　　　　　　　　　（4）全力支持

5E. 从其他成员（如嫂子）得到的支持和照顾（　　）

（1）无　　　　　　　　　　　（2）极少

（3）一般　　　　　　　　　　（4）全力支持

6. 过去，您在遇到急难情况时，曾经得到的经济支持或解决实际问题的帮助的来源有（　　）

（1）无任何来源

（2）有下列来源（可选多项）：A. 配偶；B. 其他家人；C. 朋友；D. 亲戚；E. 同事；F. 工作单位；G. 党团工会等官方或半官方组织；H. 宗教、社会团体等非官方组织；I. 其他

7. 过去，在您遇到困难或急难情况时，曾经得到的安慰和关心的来源有

（1）无任何来源

（2）有下列来源（可选多项）：A. 配偶；B. 其他家人；C. 朋友；D. 亲戚；E. 同事；F. 工作单位；G. 党团工会等官方或半官方组织；H. 宗教、社会团体等非官方组织；I. 其他

8. 您遇到烦恼时的倾诉方式（　　）

（1）从不向任何人诉说　　　　（2）只向关系极为密切的1~2人诉说

（3）朋友主动询问时说出来　　（4）主动诉说自己的烦恼以获得支持和理解

9. 您遇到烦恼时的求助方式（　　）

（1）只靠自己，不接受别人帮助　　（2）很少请求别人帮助

（3）有时请求别人帮助　　　　（4）有困难时经常向家人、亲人、组织求援

10. 对于团体，如党团组织、宗教组织、工会、学生会等组织活动，您（　　）

（1）从不参加　　　　　　　　（2）偶尔参加

（3）经常参加　　　　　　　　（4）主动参加并积极活动

15. 健康调查量表36（short form-36 health survey，SF-36）　也称简化36项医疗结局研究量表,源自20世纪70年代兰德公司医疗结局研究，是目前国际上最为常用的生命质量标准化测量工具之一，用于慢性疾病患者生活质量评估。该量表涉及躯体健康、躯体健康问题导致的角色受限、躯体疼痛、总体健康感、生命活力、社交功能、情感问题所致的角色受限和精神健康8个方面，共有36个条目，可自评、他评或通过电话问询，一般10~15min可以完成。

指导语：以下问题是询问您对自己健康状况的看法，您自己觉得做日常活动的能力怎么样。如果您不知道如何回答，就请您给出最接近的答案，并在问卷最后的空白处写上您的注释和评论。

	请用"√"选择一个答案	
1. 总体来讲,您的健康状况:	非常好	○
	很好	○
	好	○
	一般	○
	差	○
2. 跟一年前相比,您觉得您现在的健康状况:	比一年前好多了	○
	比一年前好一些	○
	跟一年前差不多	○
	比一年前差一些	○
	比一年前差多了	○

健康和日常活动

3. 以下这些问题都与日常活动有关。请您想一想,您的健康状况是否限制了这些活动? 如果有限制,程度如何?

	请在每一行用"√"选择一个答案		
	有限制, 限制很大	有限制, 有些限制	毫无 限制
(1)重体力活动,如跑步、举重物、参加剧烈运动等	○	○	○
(2)适度的活动,如移动一张桌子、扫地、打太极拳、做简单体操等	○	○	○
(3)手提日用品,如买菜、购物等	○	○	○
(4)上几层楼梯	○	○	○
(5)上一层楼梯	○	○	○
(6)弯腰、屈膝、下蹲	○	○	○
(7)步行 1600m 以上的路程	○	○	○
(8)步行 800m 的路程	○	○	○
(9)步行 100m 的路程	○	○	○
(10)自己洗澡、穿衣	○	○	○

4. 在过去 4 周里,您的工作和日常活动有无因为身体健康的原因而出现以下这些问题?

	对每条问题请回答"是"或"不是"
	是　　　　不是

续表

	是	不是
（1）减少了工作或活动的时间	○	○
（2）本来想要做的事情只能完成一部分	○	○
（3）想要干的工作和活动的种类受到限制	○	○
（4）完成工作或其他活动困难增多（如需要额外的努力）	○	○

5. 在过去4周里，您的工作和日常活动有无因为情绪的原因（如压抑或者忧虑）而出现以下问题？

	对每条问题请回答"是"或"不是"	
	是	不是
（1）减少了工作或活动的时间	○	○
（2）本来想要做的事情只能完成一部分	○	○
（3）做事情不如平时仔细	○	○

6. 在过去的4周里，你的健康或情绪不好在多大程度上影响了您与家人、朋友、邻居或集体的正常社会交往？

	请用"√"选择一个答案：	
	安全没影响	○
	有一点影响	○
	中等影响	○
	影响很大	○
	影响非常大	○

7. 过去4周里，您有身体疼痛吗？

	完全没有疼痛	○
	稍微有一点疼痛	○
	有一点疼痛	○
	中等疼痛	○
	严重疼痛	○
	很严重疼痛	○

8. 过去4周里，身体上的疼痛影响你的工作和家务事吗？

	完全没有影响	○
	有一点影响	○
	中等影响	○

	影响很大	○
	影响非常大	○
您的感觉		

9. 以下这些问题有关过去 1 个月里您自己的感觉，对每一条问题所说的事情，你的情况是什么样的？请选出最接近您情况的那个答案。

请在每一条问题后用"√"选择一个答案

持续的时间	所有的时间	大部分时间	比较多时间	一部分时间	一小部分时间	没有这种感觉
（1）您觉得生活充实	○	○	○	○	○	○
（2）您是一个敏感的人	○	○	○	○	○	○
（3）您情绪非常不好，什么事都不能使您高兴	○	○	○	○	○	○
（4）您心里很平静	○	○	○	○	○	○
（5）您做事精力充沛	○	○	○	○	○	○
（6）你的情绪低落	○	○	○	○	○	○
（7）你觉得精疲力尽	○	○	○	○	○	○
（8）您是个快乐的人	○	○	○	○	○	○
（9）您感觉厌烦	○	○	○	○	○	○
（10）不健康影响了您的社会活动（如走亲访友等）	○	○	○	○	○	○

总体健康情况

10. 请看下列每一条问题，哪个答案最符合您的情况？

请在每一条问题后用"√"选择一个答案

	绝对正确	大部分正确	不能肯定	大部分错误	绝对错误
（1）我好像比别人容易生病	○	○	○	○	○
（2）我跟周围人一样健康	○	○	○	○	○
（3）我认为我的健康状况在变坏	○	○	○	○	○
（4）我的健康状况非常好	○	○	○	○	○

如果您有注释或评论，请写在下面：

16. 世界卫生组织生存质量测定量表简表（WHOQOL-BREF） 是一个用于评估个体生活质量的简短量表，由世界卫生组织开发，旨在提供一种标准化的、跨文化的工具，以评估不同国家和地区人群的生活质量，该量表适用于不同年龄、性别、文化背景的人群，尤其适用于患有慢性疾病或功能障碍的人群。该量表适用于临床研究、公共卫生调查及社区干预项目等。

该量表包含了个体的生理健康、心理状态、独立能力、社会关系、个人信仰和与周围环境的关系等维度：生理健康包括对身体健康状况、疼痛和不适、日常活动能力等方面的评估；心理状态包括对心理健康状况、情感体验、认知功能等方面的评估；社会关系包括对社交活动、家庭关系、友谊等方面的评估；周围环境包括对生活环境、交通、住房条件等方面的评估。每个条目根据个体回答的实际情况进行评分。采用 4 级评分制，如果个体的总得分较高，通常意味着其在各个领域的生活质量较好，反之，个体的总得分较低，可能意味着其在某些领域的生活质量较差。

填表说明：这份问卷是要了解您对自己的生存质量、健康情况及日常活动的感觉如何，请您一定回答所有问题。如果某个问题您不能肯定如何回答，就选择最接近您自己真实感觉的那个答案。

所有问题都请您按照自己的标准、愿望，或者自己的感觉来回答。注意所有问题都只是您最近 2 周内的情况。

例如：您能从他人那里得到您所需要的支持吗？

根本不能	很少能	能（一般）	多数能	完全能
1	2	3	4	5

请您根据 2 周来您从他人处获得所需要支持的程度在最适合的数字处打钩，如果您多数时候能得到所需要的支持，就在数字"4"处打钩，如果根本得不到所需要的帮助，就在数字"1"处打钩。请阅读每一个问题，根据您的感觉，选择最适合您情况的答案。

1. （G1）您怎样评价您的生存质量？

很差	差	不好也不差	好	很好
1	2	3	4	5

2. （G4）您对自己的健康状况满意吗？

很不满意	不满意	既非满意也非不满意	满意	很满意
1	2	3	4	5

下面的问题是关于 2 周来您经历某些事情的感觉。

3. （F1.4）您觉得疼痛妨碍您去做需要做的事情吗？

根本不妨碍	很少妨碍	有妨碍（一般）	比较妨碍	极妨碍
1	2	3	4	5

4. （F11.3）您需要依靠医疗的帮助进行日常生活吗？

根本不需要	很少需要	需要（一般）	比较需要	极需要
1	2	3	4	5

5. （F4.1）您觉得生活有乐趣吗？

根本没乐趣	很少有乐趣	有乐趣（一般）	比较有乐趣	极有乐趣
1	2	3	4	5

6. （F24.2）您觉得自己的生活有意义吗？

根本没意义	很少有意义	有意义（一般）	比较有意义	极有意义
1	2	3	4	5

7. （F5.3）您能集中注意力吗？

根本不能	很少能	能（一般）	比较能	极能
1	2	3	4	5

8. （F16.1）日常生活中您感觉安全吗？

根本不安全	很少安全	安全（一般）	比较安全	极安全
1	2	3	4	5

9. （F22.1）您的生活环境对健康好吗？

根本不好	很少好	好（一般）	比较好	极好
1	2	3	4	5

下面的问题是关于 2 周来您做某些事情的能力。

10.（F2.1）您有充沛的精力去应付日常生活吗?

根本没精力	很少有精力	有精力（一般）	多数有精力	完全有精力
1	2	3	4	5

11.（F7.1）您认为自己的外形过得去吗?

根本过不去	很少过得去	过得去（一般）	多数过得去	完全过得去
1	2	3	4	5

12.（F18.1）您的钱够用吗?

根本不够用	很少够用	够用（一般）	多数够用	完全够用
1	2	3	4	5

13.（F20.1）在日常生活中您需要的信息都齐备吗?

根本不齐备	很少齐备	齐备（一般）	多数齐备	完全齐备
1	2	3	4	5

14.（F21.1）您有机会进行休闲活动吗?

根本没机会	很少有机会	有机会（一般）	多数有机会	完全有机会
1	2	3	4	5

15.（F9.1）您行动的能力如何?

很差	差	不好也不差	好	很好
1	2	3	4	5

下面的问题是关于 2 周来您对自己日常生活各个方面的满意程度。

16.（F3.3）您对自己的睡眠情况满意吗?

很不满意	不满意	既非满意也非不满意	满意	很满意
1	2	3	4	5

17.（F10.3）您对自己处理日常生活事务的能力满意吗?

很不满意	不满意	既非满意也非不满意	满意	很满意
1	2	3	4	5

18.（F12.4）您对自己的工作能力满意吗？

很不满意	不满意	既非满意也非不满意	满意	很满意
1	2	3	4	5

19.（F6.3）您对自己满意吗？

很不满意	不满意	既非满意也非不满意	满意	很满意
1	2	3	4	5

20.（F13.3）您对自己的人际关系满意吗？

很不满意	不满意	既非满意也非不满意	满意	很满意
1	2	3	4	5

21.（F15.3）您对自己的性生活满意吗？

很不满意	不满意	既非满意也非不满意	满意	很满意
1	2	3	4	5

22.（F14.4）您对自己从朋友那里得到的支持满意吗？

很不满意	不满意	既非满意也非不满意	满意	很满意
1	2	3	4	5

23.（F17.3）您对自己居住地的条件满意吗？

很不满意	不满意	既非满意也非不满意	满意	很满意
1	2	3	4	5

24.（F19.3）您对得到卫生保健服务的方便程度满意吗？

很不满意	不满意	既非满意也非不满意	满意	很满意
1	2	3	4	5

25.（F23.3）您对自己的交通情况满意吗？

很不满意	不满意	既非满意也非不满意	满意	很满意
1	2	3	4	5

下面的问题是关于2周来您经历某些事情的频繁程度。

26.（F8.1）您有消极感受（如情绪低落、绝望、焦虑、忧郁）吗？

没有消极感受	偶尔有消极感受	时有时无	经常有消极感受	总是有消极感受
1	2	3	4	5

此外，还有三个问题：

27. 家庭摩擦影响您的生活吗？

根本不影响	很少影响	影响（一般）	有比较大影响	有极大影响
1	2	3	4	5

28. 您的食欲怎么样？

很差	差	不好也不差	好	很好
1	2	3	4	5

29. 如果让您综合以上各方面（如生理健康、心理状态、社会关系和周围环境等）给自己的生存质量打一个总分，您打多少分？（满分为100分）＿＿＿＿＿分

四、辅助检查技术

（一）脑电图检查

在安静无外界刺激的情况下，将电极置于头皮上记录大脑持续性电位变化，还可同时采用声、光、过度换气、药物等诱发方法，得到大脑持续性、节律性电位活动的曲线图，称为脑电图（electroencephalogram，EEG）。通过波形、波幅、节律分析，有助于了解脑皮质活动和病理改变，对不同意识状态、觉醒状态、药物及心理状态影响具有提示意义。近年来新技术在脑电图中的应用，如基于脑电图数据的脑网络分析，度量大脑复杂网络结构，为临床诊疗提供了依据。

（二）多导睡眠监测

多导睡眠监测（polysomnography，PSG）指通过睡眠全过程中脑电及相关活动记录分析睡眠进程（如睡眠潜伏期、总睡眠时间、醒转时间、觉醒比）、睡眠结构（快速眼动睡眠相与非快速眼动睡眠相）等观察指标，可用于伴有睡眠障碍患者睡眠相关问题的客观检测和评估。

（三）脑电地形图检查

脑电地形图（electroencephalography brain map）指将定量脑电图数据在头皮表面的空间分布通过图形及色彩差（或灰度差）直观显示出来

的图像，能直观显示脑电信号的空间分布或用一个具体的参数表示。功率分布或峰潜伏期分布情况反映了脑电活动特征，可用于脑功能和精神疾病脑电特征的研究及判别。

（四）脑诱发电位检测

脑诱发电位（cerebral evoked potential）是在接受刺激后，神经系统及其效应器记录到的一系列与刺激相关的电活动，根据刺激来源可有视觉、听觉、体感、嗅觉、味觉诱发电位。诱发电位潜伏期的长短可以反映神经活动的速度，波幅高低可反映兴奋性高低，成为精神疾病患者神经感知活动过程的一种可靠的检测手段，也可以结合神经影像技术进行脑结构和功能的全面分析研究。

（五）脑影像检查

脑影像检查包括 CT、MRI、SPECT、PET/CT、fMRI，对脑结构和功能评判有重要意义，特别是对于脑器质性精神障碍诊断鉴别具有重要意义。目前磁共振和脑电技术的联合应用，弥补了各自时间和空间分辨率不足的缺陷，是精神疾病脑结构功能研究的可行途径。

（六）近红外光谱技术

近红外光谱技术（near-infrared spectroscopy，NIRS）是一种新型脑功能成像技术，使用近红外波长的光穿透皮下组织、颅骨，进入脑组织，通过计算分析不同脑区脑组织中氧合血红蛋白和脱氧血红蛋白的比例，反映大脑的功能活动，为抑郁障碍、双相障碍、惊恐发作、创伤后应激障碍及精神分裂症诊断提供参考信息。

（七）眼球轨迹运动检查

眼球轨迹运动检查（eye trajectory movement examination）通过眼动检测系统检测眼球的运动轨迹，并计算获得结果作为辅助诊断分裂症的生物学指标。进行该检测时，只需患者半躺于检查椅上，集中注意力，眼睛注视屏幕，听从检查者的指令，依次观察屏幕上图像的变化，并判断图像之间的差异。检查所得到的凝视点和反应性探索分的数值可作为区分分裂症与正常者的指标，因此眼球轨迹运动检查是一项重要的辅助检查手段。

参 考 文 献

贾宏博，刘波，杜一，等，2019. 前庭功能检查专家共识（二）（2019）. 中华耳科学杂志，17（2）：144-149.

贾宏博，吴子明，刘博，等，2019. 前庭功能检查专家共识（一）（2019）. 中华耳科学杂志，17（1）：117-123.

刘博，傅新星，吴子明，等，2019. 前庭诱发肌源性电位临床检测技术专家共识. 中华耳科学杂志，17（6）：988-992.

陆林，2018. 沈渔邨精神病学. 6 版. 北京：人民卫生出版社.

吴子明，刘博，韩军良，2022. 临床前庭医学. 北京：人民卫生出版社.

吴子明，张素珍，2016. 前庭诱发肌源电位应用在中国 15 年. 中华耳科学杂志，14（4）：442-445.

吴子明，杜一，刘兴健，等，2018. 规范前庭功能检查与临床应用. 中华医学杂志，98（16）：1209-1212.

张明园，2015. 精神科评定量表手册. 长沙：湖南科学技术出版社.

中国康复医学会眩晕康复专业委员会，中国医药教育协会眩晕专业委员会，2022. 眼性前庭诱发肌源性电位临床检测技术专家共识. 中华耳科学杂志，20（1）：4-9.

Curthoys IS，2012. The interpretation of clinical tests of peripheral vestibular function. Laryngoscope，122（6）：1342-1352.

Du Y，Ren L，Liu X，et al，2021. The characteristics of vHIT gain and PR score in peripheral vestibular disorders. Acta Otolaryngol，141（1）：43-49.

Jacobson GP，Shepard NT，2016. Balance function assessment and management. San Diego：Plural Publishing.

Vereeck L，Truijen S，Wuyts FL，et al，2007 The dizziness handicapinventory and its relationship with functional balance performance. Otol Neurol，28（1）：87-93.

WHOQOL Group，1998. Development of the World Health Organization WHOQOL-BREF quality of life assessment. Psychol Med，28（3）：551-558.

Zalewski CK，2018. Rotational vestibular assessment. San Diego：Plural Publishing，Inc.

第六章　前庭行为心理疾病干预

第一节　医患沟通与健康教育

前庭行为心理疾病隐含着心理因素与躯体因素的交互作用，既要兼顾基本沟通原则，还要关注患者疾病背后可能的心理因素，而医患关系的实质决定了医生掌握较多的医疗信息和知识，对疾病的理解和处理更具权威性，在医患沟通中具有较多主导性和优势，因此对医生提出了更高的要求。作为前庭行为心理专业医生，力求在交流沟通过程中顺畅完成建立关系、澄清事实、处理不良情绪及治疗铺垫的任务。建立良好的医患沟通不仅是医疗活动的开始，也是诊疗过程的有机组成部分，更是避免医患纠纷的基本途径。建议在了解医患沟通模式、医患沟通基本技巧的基础上，实现医患沟通实践提升。

一、医患沟通的模式和常用沟通技巧

（一）医患沟通模式

1. 主动-被动模式　医生处于主动地位，具有绝对权威性，患者被动服从，类似于"父母-婴儿"关系。这种模式下，医生询问病史，选择辅助检查，有赖于医生的专业知识，对患者疾病诊疗一般不会造成不良影响。

2. 指导-合作模式　医生和患者都处于主动地位，但医生具有权威性，从患者的利益出发提出决定性意见，告知患者并要求患者遵医嘱执行，类似"父母-儿童"关系。这种关系增加了医生对患者诊疗信息的告知和释疑，患者不仅治疗感受更好，还可以加强治疗的依从性。

3. 共同参与模式　医生和患者同处于主动地位，双方相互依存，平等合作，医生帮助患者自我恢复，患者积极合作，又具有充分的选择权，类似"成人-成人"关系。这种关系的建立取决于医生的医疗技能和沟通水平，也在一定程度上受患者理解配合能力的影响。

（二）常用的医患沟通技巧

1. 以患者为中心　　患者是医疗服务的主体，诊疗过程中坚持"以患者为中心"的原则，通过倾听、理解、关注、开放式提问、鼓励支持等实现良好沟通。

2. 无条件积极关注　　医生不以评价的态度对待患者，无论对方身份地位、情感及行为如何，都对患者从整体的人的意义上给予无条件关注，使患者觉得自己是一个有价值的人。

3. 一致性　　医生自身行为情感的一致，以及自我认知的一致、对一致性的觉察，可以促使医生调整自己的行为，增加可信度，有助于建立良好的医患关系。

4. 共情　　共情是医生对患者感同身受的能力，并能将这种感受传达给患者，与患者的治疗依从性和满意度密切相关。共情的医生能准确感受和理解患者。

5. 提问方式　　以不同的方式提问可以获得不同的信息，一般以开放式提问开启谈话或主题，封闭式提问获得完整信息。

6. 支持性技术　　在交流过程中给予患者足够的表扬，适当的保证和适时的鼓励是非常有效的良性沟通方式。

7. 改变技术　　疾病的治疗、痊愈需要患者在思维和行为上做一些改变，这时候就需要医生利用建议、指导、澄清、解释等方法帮助患者实现改变，达到治疗目的。

8. 以医生为中心的沟通　　这种情境的有效沟通需要信息透明，问题清晰，观点明确，提供选择和质疑空间，并争取最终达成一致意见。

二、前庭行为心理疾病诊疗医患沟通要点

（一）让患者把病情表达清楚

（1）患者是带着需求来看病的，没有一个患者不愿意医生帮助自己，

这是能够把病情表达清楚的前提，也就是说医生要相信患者希望把病情表达清楚。

（2）给患者一定的时间表达，并认真倾听，这样才能把握有效信息，对疾病做出初步分析判断，也可以避免先入为主。

（3）用转换话题或适时提问的方式避免患者对不必要信息的赘述，调整掌控问诊方向，提供诊疗必需信息，为诊断鉴别和治疗决策服务。

（4）洞察患者陈述中的影响因素和过度情绪行为反应，及时处理，避免对诊疗过程产生影响。

（二）让患者愿意听医生说

（1）保持专注，用心倾听并适时回应，包括眼神、表情、体态和语气等，鼓励患者对疾病相关信息的表达。

（2）适时回应，或稍作重述或总结，确认患者的表述，表示听到并了解。对症状痛苦带来的情感反应表示理解。

（3）体察表达中的弦外之音，对患者的疾病相关心理需求给予充分肯定，并尽可能提供支持、鼓励。

（三）搭建互信的治疗联盟

（1）与患者及家属沟通，统一治疗目标。

（2）指导治疗进程，明确在治疗同盟中患者和家属需要配合承担的工作，并提出相应要求。同时明确医生的职责和任务。

（3）充分了解患者及家属在治疗同盟中的误解、疑惑和困难，做好针对性指导和预案。

（4）治疗方案选择建议以商讨的形式进行，鼓励患者和家属参与。

此外，前文介绍的基本沟通方法和原则均可在整个医患沟通过程中灵活运用。

三、前庭行为心理疾病患者教育

前庭行为心理疾病的治疗包括患者教育、物理治疗（前庭康复治疗）、认知行为治疗（CBT）和药物治疗。患者教育不可或缺。由于患者对前庭行为心理疾病认识的局限性，患者管理面临许多挑战。心理治疗在确定诊断时即应开始，此时须向患者仔细解释疾病的性质。根据功能性疾病概念模型，医护人员与患者之间进行清晰的沟通十分重要。

（1）治疗从解释诊断开始，开始治疗前完成这一步骤。前庭行为心理疾病的头晕不是前庭疾病的经典症状。简要告诉患者，他们没有严重疾病。解释诊断的临床依据，以及诊断不是完全通过排除疾病做出的。必要时可以向患者展示有关检查的阳性结果，说明关注度（注意力）在症状产生中的作用。前庭行为心理疾病对患者来说可能是难以理解的，需要随访，让患者有时间理解信息，要求患者陈述对诊断的理解。

（2）前庭行为心理疾病的慢性症状目前大多采用功能性模型。该模型认为症状和体征源于功能障碍，而没有结构性疾病过程或神经系统异常。症状由注意力改变引起，症状的形式和疾病的过程是由对疾病的信念形成的。因此，治疗原则应该包含物理治疗和心理治疗。但心理异常不是慢性症状的必备条件，可以不必提及精神心理原因。

（3）向患者解释心理有关的治疗，这很重要。清晰解释功能障碍治疗的依据。如果病史中没有出现心理异常因素，患者可能不愿意接受"压力"症状的原因。当确实有"压力"存在时，患者可能了解是症状导致的压力，而不是压力引发了症状。即使有明确的心理社会背景，过去的事件如何与最近的身体症状相关，也需要做一些解释。疾病触发因素可能涉及患者生活不同方面的许多压力。帮助患者理解心理因素是慢性前庭症状的诱发、促成和延续因素。在前庭行为心理疾病的慢性症状治疗开始之前，治疗心理共病（如焦虑、惊恐障碍、抑郁和创伤后应激障碍）可能是必要的。此外，由于精神心理疾病被污名化，很多患者不愿接受相关的诊断和治疗，可能会妨碍患者的诊治。不能简单地把这些患者转诊给精神心理科医生，需要进行必要的沟通，避免无意义的互相转诊。

鼓励患者参与精神病学/心理治疗，精神心理治疗干预对前庭行为心理疾病的慢性症状和功能障碍有益。

（4）前庭康复联合 CBT 可以减轻前庭行为心理疾病的慢性症状。CBT 和个体化前庭康复的基本原则是鼓励患者参与康复活动，建立关于头晕的正确认知。前庭康复联合 CBT 是有益的。

（5）关注多学科合作。向患者解释生物-心理-社会医学模型在发病与治疗中的作用，从多学科的角度指导患者完成诊治过程。

第二节　前庭行为心理疾病的精神药物选择及使用

一、前庭行为心理疾病的精神药物干预原则

（一）综合治疗原则

依据生物-心理-社会医学模式，前庭相关行为心理问题治疗干预可考虑心理治疗、药物治疗、生物物理治疗等。对于轻中度、存在明显心理社会因素、药物治疗依从性差或躯体状况不适宜药物治疗（如妊娠）的患者，可优先考虑心理治疗。对于病程持久、病情较重，或伴有自伤自杀风险、精神病性症状的患者，可优先考虑药物治疗。如果有条件，在药物治疗的同时也可以进行心理治疗或生物物理治疗。一般在进行治疗决策时可以征询患者及家属意见。

（二）个体化治疗原则

每个患者都是一个独特的个体，其疾病特征和影响因素存在或多或少的差异，在治疗选择时需要依据患者的疾病特点有针对性地选择药物和心理治疗方案。特别是前庭疾病患者，可能因为前庭功能损害对精神药物耐受性下降，不良反应如头晕、共济失调等更为明显，可以结合患者的年龄、性别、病情、病程、既往用药史及药物本身的代谢特点、药理作用、心理治疗的偏好、循证实践依据等因素综合考量，也需要甄别是前庭疾病症状影响还是精神症状影响，抑或是药物的不良反应。

（三）规范治疗原则

精神药物治疗过程分为急性期治疗、巩固期治疗和维持期治疗多个阶段。急性期治疗指开始药物治疗至症状缓解所需的一段时间，目标为控制症状，不同患者的症状缓解速度不同，可能为2～4周。巩固期治疗指症状缓解后的一段时间，此阶段患者病情仍不稳定，维持有效药物浓度可以避免症状波动，一般情感症状突出的患者此期为2～6个月。维持

期治疗是指巩固期后的治疗时期，主要目标为防止复发，病情稳定者可缓慢减药，直至终止治疗，时间依据病情和患者个体差异而不同。在前庭疾病患者中使用精神药物应尽量做到可以单一用药时不联合用药，低剂量起始并逐渐加量，足量足疗程，但需关注药物反应，避免过高剂量使用，关注药物不良反应。前庭行为心理疾病患者药物选择使用时注意事项参见第六章第二节"前庭行为心理疾病的精神药物选择及使用"。如需获得详尽的药物作用机制、药代动力学特性及药物相互作用信息，请参见精神药理学专著。

（四）适时评估和转诊原则

药物治疗中可每2～4周进行一次评估，若症状未能缓解或出现明显不良反应，应考虑调整药物剂量或种类，或再次进行诊断评估。如果患者病情反复发作、症状有慢性化趋势、存在明显的心理冲突、人际交往困难、人格缺陷、药物治疗依从性差、有冲动攻击风险，可以考虑会诊及转诊至精神专科处理。

前庭行为心理问题以焦虑、抑郁、睡眠及行为问题多见，精神病性障碍、精神活性物质使用和认知障碍相对较少。后文常用药物仅介绍抗焦虑、抗抑郁、镇静催眠药物及几种用于辅助治疗的抗精神病药（表6-2-1）；心理治疗中简单介绍支持性心理治疗、系统脱敏疗法、认知行为治疗和正念干预治疗的原则与操作方法。

表 6-2-1　精神药物主要分类及作用

分类	主要作用	常用药物举例
抗精神病药	用于治疗精神分裂症及继发于其他疾病的精神病性症状，可以有效控制患者的精神运动性兴奋、幻觉、妄想、思维障碍和行为异常等精神症状	奥氮平、利培酮、喹硫平、齐拉西酮、氨磺必利、阿立哌唑、奋乃静、氯丙嗪、氟哌啶醇、舒必利、氯氮平等
抗抑郁药	主要用于治疗以抑郁为突出症状的精神疾病，可以改善患者的焦虑抑郁情绪	氟西汀、帕罗西汀、舍曲林、西酞普兰、艾司西酞普兰、氟伏沙明、文拉法辛、度洛西汀、米氮平、安非他酮、曲唑酮、伏硫西汀、阿戈美拉汀、多塞平、马普替林、氯米帕明、圣约翰草等

分类	主要作用	常用药物举例
心境稳定剂	主要指抗躁狂药,是用于治疗双相情感障碍躁狂发作和预防复发的药物,广义的心境稳定剂包括抗躁狂药、部分抗癫痫药和抗精神病药	碳酸锂、丙戊酸盐、卡马西平、奥卡西平、拉莫三嗪、喹硫平、阿立哌唑等
抗焦虑药	主要用于减轻焦虑、紧张、恐惧情绪,可稳定情绪,兼具镇静、催眠、抗惊厥作用,包括苯二氮草类和5-羟色胺1α受体激动剂	地西泮、艾司唑仑、劳拉西泮、奥沙西泮、氯硝西泮、阿普唑仑、丁螺环酮、坦度螺酮、乌灵胶囊等
中枢兴奋剂	可提高中枢神经系统功能活动,部分药物属于精神活性药物,具有成瘾性	哌甲酯、苯丙胺、吗啡、匹莫林等
认知改善药物	用于痴呆及认知功能障碍治疗,具有改善认知功能的作用	多奈哌齐、加兰他敏、卡巴拉汀、美金刚、甘露特钠等

二、前庭行为心理疾病精神药物的选择和使用

(一)抗抑郁药的选择和使用

抗抑郁药不仅可以治疗抑郁障碍,改善抑郁症状,而且也是焦虑障碍的一线治疗药物,具有改善焦虑症状、辅助改善睡眠的作用。前庭行为心理障碍患者存在明显的焦虑抑郁情绪,可以与其商讨选择使用。治疗遵循前述的综合治疗、个体化治疗、规范治疗、适时评估和转诊原则,注意剂量滴定给药和维持给药并积极关注药物不良反应。剂量滴定给药指在患者耐受的情况下,药物宜从小剂量开始逐步递增至治疗剂量,尽可能采用最小有效量,减少不良反应;维持给药强调症状改善全面,治疗过程完整,不急于停药;整个治疗过程中密切监测药物不良反应,及时甄别及处理。抗抑郁药有10余类30余种,常用抗抑郁药的作用机制见表6-2-2。

表 6-2-2　抗抑郁药分类及作用机制

分类名称	作用机制	药物举例
单胺氧化酶抑制剂（MAOI）	通过抑制中枢神经系统单胺类神经递质的氧化代谢提高神经元突触间隙浓度	吗氯贝胺
三环类抗抑郁药（TCA）	通过对突触间隙单胺类神经递质再摄取的抑制，使突触间隙去甲肾上腺素和 5-羟色胺含量升高	多塞平、丙米嗪
选择性 5-羟色胺再摄取抑制剂（SSRI）	通过选择性抑制突触前 5-羟色胺再摄取，使突触间隙 5-羟色胺含量升高	艾司西酞普兰、帕罗西汀
5-羟色胺和去甲肾上腺素再摄取抑制剂（SNRI）	通过对突触间隙 5-羟色胺和去甲肾上腺素双重再摄取抑制，使突触间隙单胺递质浓度升高	文拉法辛、度洛西汀
5-羟色胺 2A 受体拮抗剂及 5-羟色胺再摄取抑制剂（SARI）	通过 5-羟色胺转运体和 2A/2C 受体调节细胞外 5-羟色胺浓度	曲唑酮
去甲肾上腺素能和特异性 5-羟色胺能抗抑郁药（NaSSA）	通过阻断中枢突触前去甲肾上腺素能神经元自受体及异质受体，增强去甲肾上腺素和 5-羟色胺从突触前膜释放	米氮平、米安色林
去甲肾上腺素和多巴胺再摄取抑制剂（NDRI）	通过对中枢多巴胺和去甲肾上腺素再摄取的抑制，使突触间隙浓度升高	安非他酮
选择性去甲肾上腺素再摄取抑制剂（NRI）	通过抑制去甲肾上腺素吸收，使突触间隙去甲肾上腺素递质浓度升高	瑞波西汀
褪黑素受体激动剂及 5-羟色胺受体拮抗剂	褪黑素受体激动，5-羟色胺 2C 受体拮抗	阿戈美拉汀
5-羟色胺再摄取抑制及 5-羟色胺增强剂	增加突触前 5-羟色胺再摄取，增加囊泡中 5-羟色胺储存，且改变其活性	噻奈普汀
5-羟色胺再摄取抑制及 5-羟色胺 1A 受体部分激动剂	选择性抑制 5-羟色胺再摄取，部分激动突触前膜 5-羟色胺 1A 受体	维拉唑酮
植物提取类	抑制突触前膜去甲肾上腺素、5-羟色胺和多巴胺重吸收	圣约翰草

不良反应：可引起单纯性肝酶升高，少见头晕、感觉异常、失眠、烦躁等。肝功能异常患者慎用或密切监测肝功能，肾功能不全者减少剂量。帕罗西汀、氟康唑、吸烟可能因为药物相互作用影响血药浓度，同用时需关注。

（二）抗焦虑药的选择和使用

抗焦虑治疗的主要目的是减轻和缓解患者的抑郁症状，其治疗方法包括药物治疗、心理治疗、传统医学治疗及物理治疗，抗焦虑药物治疗是相对便捷的治疗选择。抗焦虑药物包括苯二氮䓬类、5-羟色胺 1A（5-HT$_{1A}$）受体部分激动剂、具有抗焦虑作用的抗抑郁药，部分抗精神病药小剂量使用时可有辅助的抗焦虑作用，必要时可以选择。临床上，SSRI 和 SNRI 无成瘾性，整体不良反应较轻，常被推荐为治疗焦虑的一线药物。国家药品监督管理局（NMPA）批准治疗焦虑的药物有文拉法辛、度洛西汀、丁螺环酮、坦度螺酮、曲唑酮、多塞平（三环类抗抑郁药）。美国食品药品监督管理局（FDA）批准的治疗焦虑的抗抑郁药物有文拉法辛、度洛西汀、帕罗西汀、艾司西酞普兰、丁螺环酮。为快速控制焦虑症状，早期可合并使用苯二氮䓬类抗焦虑药和 5-HT$_{1A}$ 受体部分激动剂，对轻症患者也可单独使用。以普萘洛尔为代表的 β 受体阻滞剂有利于控制患者躯体症状，对心动过速、震颤、多汗等有一定效果，但单独治疗焦虑的作用有限，可尝试作为辅助用药（表 6-2-3）。

以下概要介绍不同类型药物及其抗焦虑作用特点：

1. 具有抗焦虑作用的抗抑郁药　作用机制同抗抑郁药。该类药物通常具有较好的抗焦虑疗效，因每个药物受体结合及药代动力学、药效学特征不同，抗焦虑作用各有特点。具有较突出抗焦虑作用的抗抑郁药包括帕罗西汀、艾司西酞普兰、文拉法辛、度洛西汀、米氮平等。

此类药物起效需 1～2 周，显示充分疗效需要 4 周以上，焦虑控制后也需要 6～9 个月，甚至更长时间的巩固维持。药物无耐受性和成瘾性，不良反应也较少。多数抗抑郁药用于抗焦虑时使用剂量通常小于抗抑郁剂量或持平。

2. 5-羟色胺 1A 受体部分激动剂　主要作用机制为可以选择性地作用于脑内 5-羟色胺 1A 受体，降低 5-羟色胺神经元的点燃率，从而减少特定脑区 5-羟色胺神经递质的传导，发挥抗焦虑作用。主要药物有丁螺环酮和坦度螺酮。此类抗焦虑药不良反应较小，具有无成瘾性、镇静作用弱、不易引起运动障碍、无呼吸抑制作用、对认知功能影响小的特点。但该类药物起效较慢，需要 2～4 周。常见不良反应有头晕、头痛、恶心、不安等。

3. 苯二氮䓬类抗焦虑药 主要作用机制为选择性作用于边缘系统苯二氮䓬类受体，增强抑制性神经递质 γ-氨基丁酸（GABA）与受体的亲和力，发挥抗焦虑作用，同时还有镇静催眠、肌肉松弛和抗惊厥作用。此类药共 30 余种，临床常用的有劳拉西泮、奥沙西泮等。此类药物起效快，疗效确切，最大的缺点是存在耐药性，长期使用有成瘾风险。因此应使用最低有效剂量，持续最短时间（通常不超过 4 周）。目前该类药物的过度使用普遍存在，应提高警惕。最常见和最突出的不良反应是过度镇静、白天困倦、头晕，容易引发交通事故，药物过量时可出现共济失调或言语不清，跌倒风险增加。不当使用也容易出现交通事故，长期使用可能会影响患者的注意力和记忆力，造成认知功能损害。

4. 非典型抗精神病药 主要作用机制为阻断组胺受体和 5-羟色胺 2A 受体，发挥抗焦虑作用，常用药物如喹硫平、奥氮平等。作为抗焦虑药应用时仅作为二线或三线药物，通常用量很小，为抗精神病作用剂量的 1/10～1/5，而且最好与一线抗抑郁药合并使用。仅推荐用于两类焦虑患者：一类是持续焦虑并对其他药物已形成依赖的患者，另一类是对其他抗焦虑药脱抑制反应较差并具有攻击性人格特点的患者，此种情况建议转诊给精神心理专科医生处理。抗精神病药有较多严重不良反应，详见相应药物介绍。

5. 中成药 有些中药和中成药也有抗焦虑作用，临床较为常用的如乌灵胶囊、舒眠胶囊、九味镇心胶囊等，通常不良反应较小，可以作为抗焦虑的辅助用药。

表 6-2-3 各类抗焦虑药的优势及不足

药物分类	优势	不足	常用药物举例
抗抑郁药	对各类焦虑有效，不产生依赖	起效较慢（2～6 周），治疗初期出现恶心、焦虑不安、性功能障碍等；可能有停药反应，三环类过量可能致死	帕罗西汀、文拉法辛、艾司西酞普兰

药物分类	优势	不足	常用药物举例
5-羟色胺1A受体部分激动剂	对广泛性焦虑效果较好,不产生依赖,安全性较高	起效时间2~6周;仅证明对广泛性焦虑障碍治疗有效,可有头晕、锥体外系反应等不良反应	丁螺环酮、坦度螺酮
苯二氮䓬类	抗焦虑作用明确,快速起效,过量相对安全	可能产生依赖;镇静、反应时间延长、老年人跌倒、认知损害等不良反应较多	劳拉西泮、氯硝西泮、奥沙西泮
非典型抗精神病药	对部分焦虑患者有效,不产生依赖	不良反应较多	喹硫平、奥氮平
中成药	对广泛性焦虑有效,不产生依赖,安全性高	起效1~4周,用作严重焦虑的辅助治疗	乌灵胶囊

(三)镇静催眠药的选择和使用

镇静催眠药可用于伴有急性或慢性失眠的患者。以苯巴比妥为代表的巴比妥类是最早合成应用的第一代镇静催眠药,但因严重的肝、肾和骨髓抑制毒性,治疗指数低,容易产生依赖和耐受性,药物相互作用大等原因逐渐退出历史舞台。目前临床最为常用的为苯二氮䓬类和非苯二氮䓬类,如艾司唑仑、佐匹克隆等。此外,抗组胺药、抗抑郁药、抗精神病药、褪黑素作用药物也可作为睡眠障碍的辅助用药,近来促食欲素受体拮抗剂逐渐被研发并用于临床,它通过阻断促觉醒神经肽促食欲素与受体结合,抑制失眠患者过度活跃的觉醒通路,国内尚未上市应用。不同种类的镇静催眠药的半衰期各异,见表6-2-4。

1. 苯二氮䓬类　主要作用机制是通过与γ-氨基丁酸A受体结合,消除γ-氨基丁酸调节蛋白对γ-氨基丁酸受体高亲和力部位的抑制,激活受体,增强γ-氨基丁酸的抑制功能。这类药物可以缩短睡眠潜伏期、减少睡眠觉醒次数,某些半衰期较长的药物还可以延长总睡眠时间。因每一种药物的结合位点不同,抗焦虑、镇静催眠、抗惊厥、镇静和肌肉松弛作用各有侧重,药物口服吸收较好,但均具有成瘾性,需防止滥用。半衰期和药效作用特点也有差异。半衰期对其耐受性和效能有重大影响，按照半衰期长短分为三类：长半衰期类，包括氯硝西泮、硝西泮、地西泮等，对早醒和改善中后段睡眠的效果较好；中半衰期类，包括艾司唑仑、阿普唑仑等，可用于改善入睡困难和睡眠维持；短半衰期类，包括三唑仑、咪达唑仑等，用于改善入睡困难和易醒。主要的不良反应及并发症包括嗜睡、日间困倦等残留效应，以及头晕、肌张力减退、跌倒、认知功能障碍、反跳性失眠，大量或敏感人群应用可有呼吸抑制，长期大量应用会产生耐受性和依赖性，骤然停药可能会出现戒断症状。

2. 非苯二氮䓬类镇静催眠药　此类药物因英文多以字母 Z 开头，也称为 Z 类药物。主要作用机制为选择性作用于 α1 亚型的 γ-氨基丁酸 A 受体而发挥镇静催眠作用。这类药物可以缩短睡眠潜伏期，延长总睡眠时间，减少夜间觉醒次数，通常用于入睡困难和临时应对特定情况的失眠。常用的药物有佐匹克隆、右佐匹克隆、唑吡坦、扎来普隆等。其半衰期短，没有次日"宿醉"现象，不抑制呼吸。不容易产生成瘾性，但并非完全没有成瘾性，不建议长期大量使用。主要不良反应是少数患者可能有轻微困倦、注意力不集中。佐匹克隆和右佐匹克隆口感较苦，唑吡坦在老年人中使用可出现夜间谵妄和意识障碍。

3. 褪黑素受体作用药物　褪黑素作用于视交叉上核调节昼夜生物节律，阿戈美拉汀可以作用于褪黑素 MT1/MT2 受体，发挥睡眠改善作用。用法及注意事项见抗抑郁药中的介绍。雷美替胺（ramelteon）是选择性褪黑素受体激动剂，已通过美国 FDA 批准，研究显示其可以缩短睡眠潜伏期及延长总睡眠时间，但对睡眠连续性及主观睡眠质量没有明显改善，可以用于入睡困难患者。

4. 具有镇静作用的抗抑郁药　某些抗抑郁药具有明确的睡眠改善作用，除通过 5-羟色胺、去甲肾上腺素作用等改善焦虑抑郁情绪继而改善睡眠外，还可以通过抗组胺、拮抗 α1 受体等直接发挥镇静催眠作用。这类药物可以缩短睡眠潜伏期、减少睡眠觉醒次数及提高睡眠效率。常用作辅助睡眠的抗抑郁药有曲唑酮、米氮平、多塞平等。

5. 其他　抗组胺药苯海拉明、异丙嗪等可以通过抗组胺作用辅助改善睡眠。某些抗精神病药具有明显镇静作用，可以用于睡眠的辅助治疗，但需密切观察不良反应，小量谨慎使用，如喹硫平、氯氮平等，用法及常见不良反应见抗精神病药物部分。

表 6-2-4　常用镇静催眠药物的半衰期

类别	药物名称	半衰期（h）
苯二氮䓬类	地西泮	20～70
	劳拉西泮	10～20
	奥沙西泮	5～12
	氯硝西泮	19～60
	阿普唑仑	12～15
非苯二氮䓬类	唑吡坦	2.5
	佐匹克隆	4～5
	右佐匹克隆	5～7
	扎来普隆	1
褪黑素作用药物	阿戈美拉汀	1～3
	雷美替胺	1～2.6
抗抑郁药	曲唑酮	5～9
	米氮平	20～40
	多塞平	15～30
抗组胺药	苯海拉明	4～8
抗精神病药	奥氮平	20～54
	喹硫平	6～7

（四）抗精神病药物的选择和使用

患者若伴有明确的幻觉妄想等精神病性症状，可以考虑将抗精神病药物作为治疗用药，或对于焦虑抑郁失眠患者，在常规抗抑郁、抗焦虑、镇静催眠药治疗无效时可以考虑小剂量抗精神病药物辅助或添加治疗，建议在精神科或心理科医生指导下使用，常用的药物包括喹硫平、奥氮平等，常见的不良反应有锥体外系不良反应如震颤、肌张力增高、静坐不能，有些患者可出现迟发性运动障碍，其他不良反应可能有过度镇静、头晕、跌倒、口干、便秘、心律失常、脂代谢异常、闭经泌乳等。

三、前庭行为心理疾病常用精神药物

（一）氟西汀

氟西汀为 SSRI 抗抑郁药物，主要通过选择性抑制突触前 5-羟色胺再摄取，使突触间隙 5-羟色胺含量升高。

该药半衰期较长，起效较慢（2～4 周），抗抑郁作用持久，对内源性抑郁的低动力状态较好。

建议起始剂量 10mg/d，剂量范围 20～40mg/d。

不良反应：常见胃肠道反应、口干便秘、易疲劳，早期服用有激越、焦虑，少见头痛、睡眠异常、尿潴留、性功能障碍，光过敏等。不可与 MAOI 类药物合用，停用氟西汀 14 天以上才能换用，以防止发生 5-羟色胺综合征；有既往抽搐史者慎用，与色氨酸、氟伏沙明、碳酸锂、乙醇存在相互作用，使用这些物质者慎用。用于未满 18 岁青少年可能增加自杀风险。

（二）帕罗西汀

帕罗西汀为 SSRI 类抗抑郁药物，主要通过选择性抑制突触前 5-羟色胺再摄取，使突触间隙 5-羟色胺含量升高。

该药抗焦虑、抗抑郁的效果均衡，对具有惊恐发作特点的焦虑效果较好，更适合焦虑症状突出的抑郁症患者。

建议初始剂量 10mg/d，早上服用，可以逐渐加量至 20mg/d，常规剂量范围 20～40mg/d。如需换药或停药，建议以周为间隔逐渐减量10mg/d，防止出现停药反应。

不良反应：常见恶心、性功能障碍、食欲减退、口干便秘，少见头痛、眩晕、震颤、嗜睡或失眠、尿潴留、胆固醇水平升高等。不可与 MAOI 类药物合用，两者转换使用应间隔 2 周。癫痫、青光眼患者慎用，与 5-羟色胺类药物合用可能导致 5-羟色胺相关效应，抑制细胞色素 P450（CYP）2D6 酶，导致经该酶代谢的药物血浆浓度升高（如三环类抗抑郁药、抗精神病药及 Ic 类抗心律失常药）。与华法林合用出血倾向增加。妊娠期前 3 个月应用有致畸作用，故孕妇慎用。此外，可能增加青少年抑郁症患者的自杀风险。

（三）舍曲林

舍曲林为 SSRI 类抗抑郁药物，主要通过选择性抑制突触前 5-羟色胺再摄取，使突触间隙 5-羟色胺含量升高。

该药安全性较高，具有心血管疾病患者使用安全性的高等级循证证据，抗抑郁抗焦虑作用确定，具有一定的抗强迫作用，起效相对较慢，一般为 1～3 周，持久作用较好。

建议初始剂量 25mg/d，逐渐加量至 50～100mg/d 观察，最高不超过 200mg/d，可根据对睡眠的影响情况选择白天或晚上服用，较高剂量时建议分次服用。

不良反应：常见胃肠道反应、性功能障碍，少见口干、便秘、头晕、头痛、震颤、低钠血症、青光眼加重、甲状腺功能减低等。该药具有儿童适应证，但重度抑郁的青少年患者使用初期仍需密切注意症状变化和自杀风险。与 MAOI 类药物合用时，两者转换使用应间隔 2 周，尽量避免与增强 5-羟色胺功能的药物如色氨酸、芬太尼、芬氟拉明等合用，以防发生 5-羟色胺综合征。禁与匹莫齐特合用。

（四）氟伏沙明

氟伏沙明为 SSRI 类抗抑郁药物，主要通过选择性抑制突触前 5-羟色胺再摄取，使突触间隙 5-羟色胺含量升高。

该药抗焦虑、抗抑郁作用明确，对伴有强迫特质患者的强迫症状有较突出疗效，对睡眠障碍具有一定的改善作用。

建议初始剂量 25～50mg/d，晚上或分次服用，疗效不充分可逐渐加量至 100mg/d，最大剂量不超过 200mg/d。对肝功能异常者，应减小剂量并检测肝功能变化。

不良反应：常见胃肠道反应、口干、便秘，少见嗜睡、失眠、头晕、头痛、震颤、焦虑、心动过速、肝功能异常等。因具有 CYP1A2 和 CYP3A4 的抑制作用，经该途径代谢的药物需要谨慎合用。与 MAOI 药物合用时，两者转换使用应间隔 2 周，癫痫患者慎用，孕妇慎用，联合使用影响血小板功能的药物需谨慎。与西沙必利、奎尼丁合用会增加心脏毒性，禁止与替扎尼定、硫利达嗪、阿洛司琼、匹莫齐特合用。吸烟可以促进氟伏沙明的代谢。

（五）西酞普兰

西酞普兰为 SSRI 类抗抑郁药物，通过选择性抑制突触前 5-羟色胺再摄取，使突触间隙 5-羟色胺含量升高。

该药相较艾司西酞普兰起效略慢，更为柔和（也有个体差异），抗焦虑作用相对弱，起效需 2～3 周，初始剂量建议 5～10mg/d，常用剂量 20～40mg/d，65 岁以上最高剂量 20mg/d。

不良反应及药物相互作用与艾司西酞普兰相似，同服 MAOI 类药物可导致高血压危象、5-羟色胺综合征等，与红霉素、酮康唑、奥美拉唑、西咪替丁合用会增加西酞普兰血药浓度，西酞普兰可以提高普萘洛尔血药浓度。

（六）艾司西酞普兰

艾司西酞普兰为 SSRI 类抗抑郁药物，通过选择性抑制突触前 5-羟色胺再摄取，使突触间隙 5-羟色胺含量升高。

该药是西酞普兰的左旋对映体，作用机制单一，再摄取抑制作用更强，药物之间的相互作用较少，起效时间相对较快，抗焦虑、抗抑郁作用较强，有一定的改善睡眠作用。

建议以 5mg/d 为起始剂量，可以晚上服用，若影响睡眠，可以改为上午或中午服用，常用剂量 10～20mg/d。值得注意的是，65 岁以上的患者最高剂量为 10mg/d。

不良反应：常见胃肠道反应、困倦或失眠、过度镇静、口干、便秘等，少见疼痛、血压降低、乏力、排尿困难等。对该药或西酞普兰过敏者禁用；QTc 间期延长者禁用，建议检测心电图；停用艾司西酞普兰 7 天后才能服用 MAOI 类药物，停用 MAOI 类药物 14 天后才能服用艾司西酞普兰，以防止发生 5-羟色胺综合征；18 岁以下患者、孕妇和哺乳期妇女慎用，骤停药物可出现停药反应，联用阿司匹林、华法林、卡马西平、碳酸锂等时应注意药物相互作用。

（七）文拉法辛

文拉法辛为 SNRI 类抗抑郁药物，主要通过对突触间隙 5-羟色胺和去甲肾上腺素的双重再摄取抑制，使突触间隙单胺递质浓度升高。目前此类药物还有去甲文拉法辛，作用机制类似。

该药具有较为均衡的抗焦虑、抗抑郁作用，对于伴有焦虑的抑郁症患者，可以较快控制症状，躯体症状改善也较为突出，是最常用的双通道抗抑郁药。

建议 25～75mg/d 起始，可根据症状变化于用药 1 周左右逐渐加量，常用剂量范围 75～225mg/d，肝肾损害患者治疗剂量减半。该药为非缓释剂型，超过 75mg/d 建议分次服用，可与餐同服，不影响消化吸收。停药过快有停药反应，建议缓慢减停。

不良反应：常见胃肠道反应、口干、便秘、嗜睡、出汗、血压波动，少见头痛、头晕、无力、直立性低血压、排尿不畅、焦虑、眼花、震颤、性功能障碍、低钠血症等。不可与 MAOI 类药物合用，两者转换使用应间隔 2 周，防止发生致命性 5-羟色胺综合征。双相情感障碍、癫痫患者慎用。与抗凝药物合用可增加出血风险。

（八）度洛西汀

度洛西汀为 SNRI 类药物，主要通过对突触间隙 5-羟色胺和去甲肾上腺素的双重再摄取抑制，使突触间隙单胺递质浓度升高。

该药双通道作用对焦虑、抑郁均有明显疗效，同时对疼痛、张力性尿失禁及躯体化症状也有明显改善作用。

建议初始剂量 20～30mg/d，常用剂量 30～120mg/d。部分患者表现为服药后有镇静作用，可以晚间服用，或其他时间段分次服用。此药应逐渐减停，骤然停药可出现停药综合征。

不良反应：常见胃肠道反应、血压轻度上升、心率增快、出汗、口干、便秘，少见失眠、头痛、震颤、头晕、排尿困难、性功能障碍等。不可与 MAOI 类药物合用，两者转换使用应间隔 2 周，肝肾功能不全、闭角型青光眼、大量饮酒患者禁用，孕妇不建议使用。与奎尼丁、依诺沙星、卷曲霉素、Ⅰc 类抗心律失常药及部分三环类抗抑郁药、抗精神病药存在相互作用，慎重合用。

（九）米氮平

米氮平为 NaSSA 类抗抑郁药，通过阻断中枢突触前去甲肾上腺素能神经元自受体及异质受体，增加去甲肾上腺素和 5-羟色胺从突触前膜释放。

该药具有快速起效的特点，可以改善焦虑、抑郁症状，因具有镇静作用，可以缩短睡眠潜伏期，减少夜间觉醒次数，还能改善食欲。

建议以 7.5～15mg/d 起始，酌情逐渐加量，常用剂量 15～30mg/d，部分患者可以用到 45mg/d，建议晚上服用。低剂量的镇静作用比高剂量强。

不良反应：常见过度镇静、嗜睡、头晕、眩晕、低血压、口干、便秘、食欲增加，少见粒细胞计数降低、血管神经性水肿、荨麻疹、高甘油三酯血症、癫痫发作等。不可与 MAOI 类药物同用，肝肾功能不全、血液系统疾病、癫痫、低血压、排尿困难、闭角型青光眼患者慎用，不应用于 18 岁以下患者。

（十）曲唑酮

曲唑酮为 SARI 类抗抑郁药物，通过 5-羟色胺转运体和 2A/2C 受体调节细胞外 5-羟色胺浓度，具体作用机制尚不完全清楚。

该药具有中等强度的抗焦虑、抗抑郁作用，具有较好的睡眠改善作用，可用于睡眠障碍伴焦虑的治疗。与其他具有镇静作用的抗抑郁药不同，曲唑酮对快速眼动（REM）睡眠几乎没有影响，可以延长非快速眼动（NREM）3、4 期睡眠时间，对睡眠结构不良影响小，能改善主观睡眠潜伏时间，减少睡眠觉醒次数，延长总睡眠时间。此外，该药还可有一定的性功能改善作用。

建议起始剂量 25mg/d，可以逐渐加量至 50～100mg/d，一般不超过 200mg/d。

不良反应：常见嗜睡、疲乏、头晕、血压降低，少见失眠、紧张、震颤、肌肉骨骼疼痛、口干、便秘、粒细胞减少、勃起异常等。癫痫、肝肾功能异常者慎用。与地高辛、苯妥英、抗高血压药、乙醇、巴比妥类、MAOI 合用时应慎重。

（十一）阿戈美拉汀

阿戈美拉汀是第一个针对生物节律紊乱的抗抑郁药，具有激动褪黑素受体、拮抗 5-羟色胺 2C 受体作用。

该药抗抑郁的同时还有较突出的睡眠改善作用，对伴有睡眠障碍的患者可以考虑选择使用。

建议以 12.5mg/d 起始，加量至 25mg 治疗观察 1～2 周，最大治疗剂量为 50mg/d，晚上服用较好。

不良反应：可有嗜睡、头晕、乏力、消化道症状、鼻咽炎、出汗、少见肝酶异常、QTc 间期延长等，较 SSRI、SNRI 总体耐受性更高。其禁用于肝功能不正常者，用药期间定期复查肝功能。与氟伏沙明、环丙沙星存在相互作用，不建议合用，吸烟可降低阿戈美拉汀的血药浓度。

（十二）喹硫平

喹硫平为非典型抗精神病药，也是一种情感稳定剂。其为 5-羟色胺-多巴胺拮抗剂，主要通过阻断多巴胺 D_2 受体发挥抗精神病和情绪稳定作用。

该药对幻觉、妄想等精神病性症状具有改善作用，也能改善部分认知和情感症状，对双相情感障碍躁狂和抑郁发作都有治疗作用，小剂量使用可有一定的抗焦虑和改善睡眠的作用。对前庭行为心理障碍患者伴随的偏执、焦虑和睡眠障碍，该药可以作为辅助治疗。

在前庭行为心理疾病治疗中建议以 6.26～12.5mg 每晚起始，可以根据需要和权衡不良反应加至 50～100mg，最大用量一般不超过 200mg/d。低剂量时睡眠和情绪改善作用就可以显现，较高剂量主要用于偏执和精神病性症状。

不良反应：常见镇静作用、头晕、血压降低、心动过速、口干、便秘，也可有锥体外系反应、体重增加、脂质代谢异常、甲状腺功能减退等。

（十三）奥氮平

奥氮平为非典型抗精神病药，为 5-羟色胺-多巴胺拮抗剂，与 5-羟色胺 2A 受体的亲和力高于多巴胺受体，通过阻断 5-羟色胺、多巴胺和 M 受体，抑制边缘系统多巴胺能神经功能而发挥作用。

该药对精神分裂症阳性症状（幻觉、妄想、冲动）和阴性症状（情感淡漠、思维贫乏、社会退缩）均有较好疗效，有一定的镇静作用。用于精神分裂症、双相情感障碍的治疗，以及抑郁、焦虑、失眠的增效治疗。

在前庭行为心理疾病患者中使用时建议用量小，可以 1.25～2.5mg 每晚缓慢起始，如有必要，酌情加至 5mg 每晚观察，最大用量一般不超过 10mg/d。

不良反应：常见困倦、体重增加、口干、便秘，少见头晕、直立性低血压、外周性水肿、急性或迟发性运动障碍、催乳素水平升高、闭经、血糖血脂异常、性功能障碍等。

（十四）阿立哌唑

阿立哌唑为非典型抗精神病药，具有多巴胺平衡拮抗作用，主要通过部分性突触前多巴胺 D_2 受体激动和突触后拮抗作用，以及中脑边缘系统多巴胺 D_2 受体拮抗作用发挥治疗作用。

该药用于治疗精神分裂症的阴性症状、认知症状及情感症状，对双相情感障碍和焦虑抑郁也有一定的治疗作用。

前庭行为心理疾病治疗中该药的建议起始剂量为 2.5mg/d，可以酌情加至 5mg/d，一般不建议超过 10mg/d。

不良反应：常见胃肠道反应、口干、便秘、头痛、乏力、失眠、困倦等，少见锥体外系反应如震颤、静坐不能、迟发性运动障碍、流涎、胰腺炎、血压降低等。

（十五）丁螺环酮

丁螺环酮为 5-羟色胺 1A 受体部分激动剂类抗焦虑药，通过选择性作用于 5-羟色胺 1A 受体，降低 5-羟色胺神经元的点燃率，从而减少特定脑区 5-羟色胺神经递质的传导，发挥抗焦虑作用。

该药可以用于广泛性焦虑和其他焦虑障碍的治疗，通常起效略慢，但没有成瘾性。

建议使用剂量为每次 5mg，每日 2～3 次，最大用量不超过 30mg/d。

不良反应：常见头晕、头痛、口干及恶心、呕吐等胃肠道反应，少见失眠、多汗、心动过速、心电图异常等。青光眼、重症肌无力、白细胞减少者禁用，孕妇、哺乳期妇女和儿童禁用，肝、肾、心、肺功能不全者慎用。

（十六）坦度螺酮

坦度螺酮与丁螺环酮类似，为 5-羟色胺 1A 受体部分激动剂类抗焦虑药，通过选择性作用于 5-羟色胺 1A 受体，降低 5-羟色胺神经元的点燃率，从而减少特定脑区 5-羟色胺神经递质的传导，发挥抗焦虑作用。

该药可以用于广泛性焦虑和其他焦虑障碍的治疗，以及原发性高血压、消化性溃疡等躯体疾病所致焦虑。该药没有成瘾性。

建议以 5～10mg 起始，每日 2～3 次，一般低于 40mg/d。

不良反应：可见嗜睡、步态不稳、倦怠、胃肠道反应、锥体外系反应等，少见严重不良反应肝功能异常、5-羟色胺综合征。

（十七）劳拉西泮

劳拉西泮为中短效苯二氮䓬类镇静催眠药、抗焦虑药，为苯二氮䓬类受体激动剂，可增强抑制性神经递质 γ-氨基丁酸（GABA）与受体的亲和力，从而发挥抗焦虑作用。

该药具有改善急性焦虑症状的作用，作为各类焦虑障碍的辅助治疗，还具有镇静催眠作用，可以用于由焦虑导致的入睡困难，以及单纯的入睡困难、睡眠中断等睡眠障碍。抗惊厥、肌肉松弛作用弱于氯硝西泮。该药长期使用会有成瘾性。

建议起始剂量 0.25～0.5mg/d，单次服用，或每日 2～3 次。总剂量不大于 1.5mg/d。

不良反应：常见头痛、头晕、乏力、恶心、困倦、失眠、嗜睡、走路不稳，少见认知障碍、共济失调、白细胞减少等。

（十八）奥沙西泮

奥沙西泮类似劳拉西泮，为短效苯二氮䓬类镇静催眠药、抗焦虑药，为苯二氮䓬类受体激动剂，可增强抑制性神经递质 γ-氨基丁酸与受体的亲和力，发挥抗焦虑作用。

该药适用于各类焦虑及失眠患者，可以改善急性及慢性焦虑症状，辅助改善睡眠障碍及控制酒精戒断症状，对肝功能影响较小，长期大量使用也有成瘾性。

建议起始剂量 7.5mg/d，单次服用，或每日 2～3 次。总剂量不大于

45mg/d。因半衰期短、清除快，对老年人和肾功能不全者较适用。

不良反应：常见嗜睡、头晕、乏力，少见皮疹、白细胞减少、睡眠障碍等。

（十九）氯硝西泮

氯硝西泮为中长效苯二氮䓬类镇静催眠药、抗焦虑药，为苯二氮䓬类受体激动剂，可增强抑制性神经递质 γ-氨基丁酸与受体的亲和力，从而发挥抗焦虑作用。

该药适用于各类焦虑及失眠的患者，可以改善急性及慢性焦虑症状，改善睡眠障碍及控制酒精戒断症状。该药也是广谱抗癫痫药，具有抗癫痫和肌肉松弛作用。

用于焦虑时建议以 0.5mg 起始，每日 1～3 次，可酌情加量。用于睡眠障碍时建议以 0.5～1mg 起始，睡前服用，最大用量不超过 4mg。用于抗癫痫时可单药给药或合并其他药物治疗，用量酌情调整。

不良反应：常见困倦、过度镇静、肌力减退、共济失调，少见兴奋、行为紊乱、精神活动异常、白细胞减少等。孕妇、哺乳期妇女、新生儿及呼吸功能不全、青光眼患者禁用。

（二十）佐匹克隆

佐匹克隆为非苯二氮䓬类镇静催眠药，主要通过选择性作用于 α1 亚型的 γ-氨基丁酸 A 受体发挥镇静催眠作用。

该药适用于治疗失眠，可以缩短睡眠潜伏期，延长总睡眠时间，减少夜间觉醒次数，因半衰期短、起效快，尤其适用于入睡困难者。常规剂量具有镇静和肌肉松弛作用。

通常用量 3.75～7.5mg，睡前服用。

不良反应：口苦、口干、无力、遗忘、嗜睡，与个体耐受性有关，长期服用骤然停药可出现戒断反应。失代偿的呼吸功能不全、重症肌无力、重度睡眠呼吸暂停患者及儿童、哺乳期妇女禁用，服药期间不建议饮酒。

（二十一）唑吡坦

唑吡坦为非苯二氮䓬类镇静催眠药，为咪唑吡啶类药物，主要通过

选择性作用于 α1 亚型的 γ-氨基丁酸 A 受体发挥镇静催眠作用。

该药适用于治疗偶发性失眠、暂时性失眠和慢性失眠，这类药物对睡眠结构影响较小，没有明显的镇静和肌肉松弛作用。老年人使用可见谵妄和夜间意识障碍。长期大剂量使用具有潜在成瘾性。

通常用量 5～10mg，睡前服用。

不良反应：头晕、头痛、次日困倦、恶心、呕吐等，与剂量有关，老年人可有精神错乱、意识障碍，慎用。不建议服药时饮酒，与其他具有镇静作用的药物合用可加重抑制作用。

（二十二）乌灵胶囊

乌灵胶囊为中成药，为孢子菌提取物，具有镇静安神、抗焦虑、改善睡眠的作用。机制涉及增强 γ-氨基丁酸受体作用，其他机制尚未阐明。通常用量 1～3 粒，每日 2～3 次，无成瘾性，无严重不良反应。

四、影响前庭代偿的药物

（一）镇静或麻醉药物

镇静或麻醉药物（如苯巴比妥、酒精）会减缓恢复过程，一般在急性损伤的早期，不超过 3～4 天。前庭神经抑制剂包括抗胆碱能药、抗组胺药和苯二氮䓬类药。

1. 抗胆碱能药　非选择性阻断毒蕈碱受体，副作用有记忆力障碍等。常用的有东莨菪碱和地芬尼多（眩晕停）。

2. 抗组胺药　如苯海拉明和异丙嗪，为 H_1 受体拮抗剂，用于治疗眩晕。同时可以预防或改善运动病病情，但对前庭代偿可有不良影响。

3. 苯二氮䓬类药　是 γ-氨基丁酸调节剂，没有直接的抗眩晕作用，但可诱导镇静、催眠和减轻焦虑，因此可能损害前庭代偿。常用的有地西泮、劳拉西泮、氯硝西泮等。

（二）兴奋性药物

兴奋性药物（如咖啡因、苯丙胺、士的宁）对前庭代偿具有促进作用，可提高警觉水平。这类药物大多是非特异性的，并不针对控制前庭功能的神经元网络。

（三）其他药物与药理作用

1. 桂利嗪和氟桂利嗪　为具有 H_1 受体拮抗特性的钙通道阻滞剂，因此有抗眩晕作用，可用于预防运动病，作为前庭神经抑制剂使用。长期服用会导致帕金森综合征及加重抑郁。常用的有尼莫地平、氟桂利嗪等。

2. 抗多巴胺能药（神经安定药，即抗精神病药）　止吐作用明显，可以减轻自主神经症状；副作用较多（如低血压、嗜睡和锥体外系症状），不宜作为促前庭代偿的药物使用。

3. 银杏叶提取物（EGb 761）　可加速康复进程，并对眩晕有效。这种药物通过改善血液循环间接改善眩晕。EGb 761 对前庭代偿的作用有剂量依赖效应。

4. 促进组胺能系统的药物　倍他司汀是组胺的结构类似物，没有镇静作用，能够显著促进前庭代偿。作用包括提高警觉水平、改善微循环和重新平衡前庭核复合体（VNC）活性。作用机制：①倍他司汀通过阻断突触前组胺 H_3 受体增加组胺释放。②倍他司汀的剂量和持续时间依赖效应；③低剂量的倍他司汀[接近人体剂量 2mg/（kg·d）或 5mg/（kg·d）]需要足够长的时间（2～3 个月）才显效。前庭代偿是由适应机制长期维持的，长期使用倍他司汀治疗能够加速前庭失衡的代偿。

第三节　前庭行为心理疾病的心理干预

心理治疗是人与人之间相互作用的过程，通常情况下，具有医疗目的的心理治疗是经过专业训练的人员，依据特定的心理学原理和方法，以及患者的心理问题特点和需求，进行交流互动。其目的是激发和调动患者的潜能，以消除和缓解心理问题，改善不适应行为，促进人格成长。可以理解为，前庭行为心理问题患者或多或少存在着影响其疾病发生、发展、治疗、预后的心理因素，希望通过有效的心理干预使患者能够利用自身的力量达到心理层面的自我完善和成长，减少适应不良思维和行为的影响，更好地实现全面康复。

心理治疗流派主要包括支持性心理治疗、行为治疗、认知治疗、精神分析治疗和人本主义心理治疗等。通常心理治疗可以为一对一的个体治疗、一对多的团体治疗,以及治疗师和家庭多个成员互动的家庭治疗等。治疗通常需要有一定的时间间隔,每次的治疗目标不同,3 个月以内为短程,3 个月以上为长程。目前由非心理专业和精神专业医生进行系统心理治疗,时间和技术操作都有一定的难度,下文仅选择临床较易掌握的基本治疗方法做简要介绍。

心理干预过程中有一些伦理要求,需特别注意。如治疗者与患者应有边界意识,不应超出职业关系;应严格遵守保密原则,尊重和保护对方的隐私;应尊重患者的知情权,让患者理解其目的内容和局限性;有责任意识,在受能力或场所限制不能为其提供帮助时及时转诊。

一、支持性心理治疗

(一)基本原理

支持性心理治疗(supportive psychotherapy)是一种基础性的心理治疗模式,在建立积极信任关系的基础上,借助一些心理技术,培养健康的防御机制,提高患者应对困难的能力,减轻其心身痛苦。支持性心理治疗适用范围很广,操作难度不大,对大多数伴有心理问题的前庭行为疾病患者适用。

(二)常用治疗技术

1. 倾听与共情　在共情基础上用心倾听患者的谈话,并能听懂患者所要表达的言外之意,如对方的关注点、观念,并适当引导谈话的进程和主题,帮助患者澄清事实、发泄负性情绪、寻找解决问题的方法,发现真实的自我。

2. 支持与鼓励　患者面对困难、心理压力时,适度恰当地给予其支持和鼓励,并促进患者发挥自身潜在的能力,进行自我修复,不做过分保护。

3. 说明与指导　可以对相关知识和问题进行说明解释,帮助患者纠正错误的观念,减轻其痛苦来源,提出建议,促进问题解决,但这一过程中应谨防过分指导，不要替患者做决定。

4. 培养信心与希望　通过鼓励患者增强其克服困难、解决问题的心理，建立希望。

5. 控制和训练　对缺乏自我控制能力的患者，可以通过劝导和管理帮助他们加强自我管理，选择相对成熟的处理问题方式。

（三）支持性心理治疗的操作过程

1. 建立治疗关系　支持性心理治疗希望治疗者与患者建立并保持情感投入、鼓励和支持性的联盟关系，如耐心倾听、适当共情和反馈，以及尊重理解患者都可以促进良好治疗关系的建立。

2. 发现问题　在交流过程中，用心倾听和敏锐观察有助于治疗时准确发现患者的主要心理困惑，在患者表达时适当给予鼓励，也可以使患者能够更清晰地阐述问题。

3. 提供支持　这里所指的支持并不是直接出主意，而是通过鼓励指导其减轻应激压力，帮助患者发现自身内在的力量，调整应对方式，消除心理困惑。

二、系统脱敏疗法

（一）基本原理

系统脱敏疗法是建立在经典条件反射和操作性条件反射基础上的一种行为治疗方法，也称交互抑制法。该疗法通过层级放松，鼓励患者逐渐接近所害怕的事物，指导其消除对这一刺激的恐惧感，可以用于恐惧症和某些焦虑症的治疗。

（二）常用治疗技术

1. 放松训练　通常做法是选择安静、光线柔和、温度适宜的环境，患者坐在舒适的座椅上，随着呼吸或音乐开始进行肌肉放松训练。训练依次从手臂、头面部、颈部、肩部、背部、腹部到下肢，学会体验肌肉紧张与松弛的区别。一般需要 6～10 次练习，每次历时半小时，每天 1～2 次的反复训练才能逐渐掌握，并在生活中运用自如。

2. 建立恐惧或焦虑等级　找出让患者感到恐惧或焦虑的事件，并按照事件从小到大的顺序排列。

3. 想象脱敏训练　首先让患者想象某一等级的刺激或事件，若患者能够清晰想象并感到紧张，停止想象并全身放松，之后反复重复以上过程，指导患者不再对想象的刺激物感到焦虑或恐惧，逐级完成脱敏。如果训练中患者在某一等级出现强烈情绪，应降级脱敏。

4. 现实脱敏训练　完成想象训练后，要求患者开始从最低级逐级进行放松、脱敏，以不引起强烈情绪反应为止。

（三）系统脱敏疗法的操作过程

1. 评定主观不适单位　可以以五分制、十分制或百分制为度量单位，如五分制的 0 分是心情完全平静，5 分是极度不适。让患者以此标准衡量在各种情境下的主观感觉，并向医生报告。

2. 松弛训练　如前所述，让患者领会紧张与松弛的主观差别之后，开始放松练习，直到可以轻松掌握如何放松。

3. 设计不适层次表　收集曾经引起患者主观不适的刺激因素并评定主观不适严重程度，按照评分依次递增列表。这部分资料来源于病史、问卷调查和与患者的交谈，排序要由患者完成或得到患者认可。

4. 系统脱敏　从低层次开始依次进行系统脱敏，完成低层次脱敏后再进入高一层级。一般一次不超过 4 个层级。

三、认知行为治疗

（一）基本原理

认知行为治疗（cognitive behavioral therapy）是以学习理论、认知理论为基础，通过认知和行为理论及技术方法来改变个体歪曲认知和非适应性行为的一类心理治疗方法。可以用"ABC 理论"来简单概括这类治疗方法的核心理念。A 代表发生的与自己有关的事件，B 代表遇到诱发事件后产生的相应的信念，C 代表对事件的情绪和行为反应后果。事件本身的刺激情境并非引起情绪反应的原因，个体对刺激情境的认知解释才是引起情绪反应的原因。非理性的信念主要有绝对化的要求、过分概括和糟糕至极，具有这种模式信念的人遇到事情就会有一系列固化的思维，帮助他们以合理的思维方式替代非理性思维就能达到改善情绪和行为的治疗效果。这种治疗方法需要督导学习和练习，如图 6-3-1 所示。

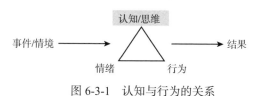

图 6-3-1　认知与行为的关系

（二）常用治疗技术

1. 苏格拉底式提问　用探究式、引导式等提问方法帮助患者识别非理性的认知歪曲，如"这样想有什么证据吗""如果事情真的发生了是否会像想象得那么坏"等，其目的就是动摇模式化的非理性思维。

2. 引导性发现　患者可能在不同时间、场景下出现焦虑、紧张、恐惧等情绪体验，如果沿着能够引发其出现类似情绪的路线提问，逐步深入，就可以获得患者的负性思维模式。

3. 认知演练　找到患者的歪曲认知之后，可以制订矫正计划，通过分析和布置家庭作业，帮助患者逐渐形成新的正确的思维评判过程以改善其情绪和行为。

4. 行为干预　可以通过逐渐接触暴露引发患者焦虑恐惧的情景使其脱敏，从而不再恐惧紧张；也可以通过轻微的惩罚来消除适应不良的行为，可在患者出现某种适应不良的行为时给予一定的痛苦刺激，如用橡皮筋弹击皮肤产生疼痛。

5. 放松训练　同前所述。通过身体的主动放松，使患者体验舒适感。一般会在静坐或平卧时缓慢深呼吸，同时逐一体验身体各部分肌肉从收缩到放松，逐渐学习，可以做到自我控制的渐进式放松过程。也可以想象一个舒缓的轻松的场景或画面，并在想象中放松。

6. 家庭作业　是认知行为治疗的重要内容，一般在每次治疗结束时给患者布置需要回家完成的任务。根据治疗进程的不同，家庭作业的内容也不同，通常以某一行为验证新旧思维和信念的正确性、恢复正常活动及采取的具体行动、填写自动思维记录表等。下次治疗开始时要检查家庭作业的完成情况。

（三）认知行为治疗的操作过程

1. 评估过程　在正式进入会谈之前，首先做好评估，充分了解患者有助于制订成熟的治疗计划。

评估内容包括：①患者的人口统计学资料。②主诉和目前的问题；现病史和促发事件；现在的和过去的应对策略（适应性的和适应不良的）；精神疾病史；药物使用史及现状；家族精神病史及现状；成长史；总体家庭状况及现状；社会经历及现状；受教育经历及现状；职业经历及现状；宗教信仰经历及现状；优势、价值观和适应性的应对策略。

2. 首次会谈的目标和结构　首次会谈之前，应回顾首次评估诊断中对患者的评估内容，并在会谈中牢记初始概念化和治疗计划，以便在有需要时改变治疗策略。

首次会谈目标：①和患者建立信赖关系，将他们的困难正常化，并给予患者希望；②通过教育患者认识到他们的心理障碍、认知模式及治疗过程，以帮助患者进行治疗的社会化；③收集额外的资料来帮助治疗师对患者进行概念化；④建立目标清单；⑤开始解决患者的重要问题（或者对患者进行行为激活）。

首次会谈结构：

初期阶段：①设置议程（并给出这样做的理由）；②进行心境检查；③获取患者的最新信息（自评估以来）；④讨论患者的诊断并进行心理教育。

中间阶段：①确认问题和设置目标；②教育患者了解认知模式；③讨论问题。

结束阶段：①给出或者引出总结；②回顾家庭作业；③引出反馈。

3. 第二次会谈　所使用的结构在之后的每次会谈中会重复使用。

初期阶段：①心境检查；②设置议程；③获取患者的最新信息；④回顾家庭作业；⑤安排各项议程的优先顺序。

中间阶段：①针对一个具体的问题应用认知行为治疗技巧进行工作；②进行后续讨论并共同设置相关的家庭作业；③针对第二个问题

展开工作。

结束阶段：①提供或者引导患者进行总结；②回顾新布置的家庭作业；③引导患者进行反馈。

（四）治疗要点

1. 发展治疗关系　自始至终要与接受治疗者保持信任关系，并在治疗目标基础上逐渐加深彼此的理解和信任。

2. 制订治疗计划与明确会谈结构　评估后就要形成治疗计划，具有相对明确的会谈结构。

3. 识别功能不良认知并对其做出反应　是治疗的核心，需要在治疗中准确把握患者的歪曲认知和固化思维，识别后帮助患者认识到并逐渐纠正。

4. 强调积极的方面　始终坚持发现患者的自身力量，帮助患者利用自身力量发现并解决问题。

5. 在会谈（家庭作业）之间促进认知行为的改变　会谈中可以通过苏格拉底式提问等帮助治疗师澄清歪曲认知，引导患者认识到这些问题；在家庭作业中，患者可以通过思考加深对治疗过程中意识到的问题的理解，巩固强化和发展治疗成果。

四、基于正念的治疗干预

（一）基本原理

正念的核心是不加评判地关注当下的体验。将正念引入当代医疗系统的卡巴金教授说，正念是"一种有意识、不评判地将注意力集中于此时此刻的方法"。正念培育的是一种带着善意和接纳的态度对当下的觉察，即此时此刻的身体感受、情绪体验等，并不附加好坏、应该不应该等主观评价。

（二）正念的基本技术举例

1. 正念呼吸练习　开始练习前，需要找一个比较安静、不受干扰的环境，可以坐着、躺着或站着练习正念呼吸。先用一些时间让自己安静下来，而后，慢慢地闭上眼睛，感受自己的身体和内心。

慢慢地感受呼吸及呼吸过程中非常细致的身体感受。例如，觉察呼吸时空气在鼻腔里进出和流动，腹部跟着呼吸上下起伏，或只是单纯地觉察，从吸气的开始到吸气的结束，从呼气的开始到呼气的结束，跟随整个呼吸过程，静静地感受。

这一过程中，如果注意力转移到观察的目标以外，不在呼吸上，要觉察注意力在哪里，然后让注意力重新回到呼吸上。

练习结束后建议每天留出一些时间关注当下，给自己一些放松和平静的时间，让自己能够拥有快乐和幸福的时光。

2. 身体扫描练习　暂停手头所有事情，选择一个舒适的姿势或站或坐。如果坐着，请保持背部自然直立，双脚平放在地面上。如果站着，请保持双脚与肩同宽，背部自然直立，视线朝前。

感受一下此时此刻双脚与地面接触的感觉。而后，逐渐从头到脚或是从脚到头感受身体的哪些部位会有比较明显的感觉。如果眼睛、颈部、双肩、背部、腰部、臀部或是其他部位会有一些紧绷、酸、麻、胀、痛或其他感觉，只需要把注意力暂时集中在那个部位，给自己一点时间去留意这个部位当下的感觉。

也可以尝试着用自己的方式去放松这个部位。如稍微活动一下这个部位，简单地做个拉伸，也可以点揉一下或者按捏一下这个部位。留意这么做时，这个部位的感受发生了怎样的变化。是不是这个部位此时此刻不那么紧了，不那么酸了，不那么胀了，不那么痒了，不那么痛了？或许这个部位的感觉没有发生任何变化。如果是这样也没关系，只需要把注意力集中在这个部位，并体会这个部位当下的感受。接下来尝试着把注意力移向下一个部位，并留意这个部位的感觉。

（三）生活中的正念

以正念方式完成生活中的各种事情，如正念进食、正念行走、正念绘画、正念听音乐等，也可以以正念的方式应对焦虑、恐惧、悲伤情绪。对应着焦虑的"指向未来"，正念带你"回到当下"；对应着焦虑的"灾难化"自动思维，正念帮你"如实"地认识现实；对应着焦虑是"念头多、基于语言的想法"，正念教你锻炼"觉察"。

正念训练是通过每一个环节的具体形式，渗透着一种理念，是以一种不同于以往对自身和周围事物的观察体会来认识世间万物，是一种全新的生活方式。

第四节　前庭行为心理疾病的前庭康复治疗

一、前庭康复治疗的基本原理

姿势平衡控制、凝视稳定、空间定向和导航是基于不同感觉模态和内部空间表征相互作用的高度整合过程。前庭和视觉线索在这个过程中起着重要的作用。人体前庭系统的正常平衡功能是实现直立姿势与运动、头部和眼睛稳定及内部空间表现所必需的。因此，前庭系统的任何损伤都会破坏这些功能，使患者出现眩晕、姿势不稳、振动幻视和空间定向障碍。了解这些缺陷背后的基本机制，可以更好地理解恢复过程，制订前庭康复治疗策略。

外周前庭系统损伤后，可观察到静态（静止时）和动态（运动时）症状。前庭眼反射的缺陷可致自发性眼震、眼球偏斜、眼球旋转；前庭脊髓系统静态和动态异常表现为头部和身体的倾斜及向病变侧的偏斜。前庭皮质系统也受到影响，表现为垂直或水平知觉的变化，以及空间定向和导航功能的异常。静态代偿数天至数周完成，而动态症状往往不能完全代偿，且需要更长的时间。前庭静态和动态代偿的分离现象说明存在不同的可塑性机制。单侧前庭丧失后功能恢复可用两个主要理论来解释（图 6-4-1）。

理论 1：前庭中心论　大多数可塑性变化发生在脑干的 VNC 内，静态缺陷的代偿来自两侧迷走神经中枢之间平衡电活动的恢复，涉及突触前和突触后机制，包括蛋白质合成、即早基因和神经营养因子的再表达、糖皮质激素和神经递质（GABA、乙酰胆碱、组胺）的作用等。动态症状的补偿较少依赖 VNC 电活动的再平衡。

理论 2：中枢分散论　感觉和行为替代过程在动态功能的恢复中占主导地位。视觉线索可以替代前庭输入，头部低频运动产生接近正常的前庭反射；扫视作为较高频率下凝视稳定的行为替代。避免在头部和身体移位时的振动幻视和姿势不稳。分布在中枢神经系统的几个神经网络作为一个整体，通过重组代偿丧失的功能。

因此，静态和动态缺陷的恢复是通过中枢神经系统不同结构和机制实现的。

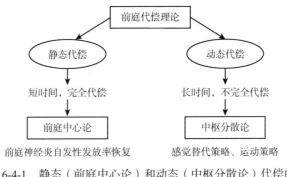

图 6-4-1　静态（前庭中心论）和动态（中枢分散论）代偿的两个主要模型的特征及机制

二、前庭行为心理疾病前庭康复治疗的适应证

前庭康复治疗主要针对前庭行为心理疾病的慢性头晕症状，包括平衡障碍和视觉性眩晕。

三、前庭行为心理疾病前庭康复治疗的临床实践

前庭行为心理疾病有类似于外周前庭功能障碍的症状和体征，前庭行为心理疾病患者进行前庭康复治疗能达到最佳疗效。有证据表明，前庭康复治疗对前庭行为心理疾病患者有益。下文介绍重要的物理治疗评估方法，以及对前庭行为心理疾病患者的治疗干预，包括步态训练、平衡训练和前庭康复治疗，其中前庭康复治疗包括习服练习、凝视稳定练习和双重任务训练等。患者在治疗后进行自己喜欢的并且具有一定挑战性的娱乐活动，以维持物理治疗的疗效。本部分讨论能够改善平衡、运动错觉及眩晕的具体治疗方法，以及预期恢复时间和可能限制功能改善

的因素。

（一）患者评估

对前庭行为心理疾病患者进行综合评估是非常重要的，评估前庭损伤、功能障碍并确定最佳治疗方案。

（1）详尽的病史评估：了解眩晕患者的症状及功能障碍，确定患者物理治疗的主要目标。

（2）评估、记录患者症状，以及患者的平衡丧失和运动错觉（表6-4-1），还需了解、评估患者的力量、知觉和身体协调性等。

（3）实现疾病诊断及康复诊断。

表 6-4-1　常用的主客观前庭康复评估量表

类型	评估量表	用途
自我知觉量表	特异性活动平衡自信量表	量化个体在各种任务中对自身平衡的信心
	眩晕障碍量表	量化由头晕或姿势不稳引起的感知障碍
	眩晕视觉模拟量表	量化前庭和自主症状的频率
	视觉眩晕模拟量表	
	运动敏感度指数	
平衡/步态评估	动态步态指数	功能性步态与倾倒风险评估
	改良的计时起步-步行测验	功能性步态与倾倒风险评估
	功能性前伸试验	
	功能性步态评估	功能性步态和跌倒风险评估
感觉传入分析	计算机动态姿势图	使用感觉信息评估站立时的平衡能力

（二）前庭康复治疗实践

前庭康复治疗（VRT）是一个分级锻炼过程，包括眼睛、头部和身体运动，旨在刺激前庭系统。这些运动的目标是增强凝视稳定性、改善姿势稳定性、控制眩晕症状和改善日常生活活动能力。增强凝视稳定性是通过改善 VOR 增益的前庭适应实现的。前庭功能低下时，前庭输入异常导致视觉图像在视网膜上滑动产生误差信号，这是产生前庭适应的最佳刺激。由于 PPPD 等前庭行为心理疾病可能没有实际存在的前庭功能低下，相反头晕的症状可能是长时间对运动刺激和复杂视觉刺激敏感导致的，让患者重复练习暴露于特定的视觉刺激，引起头晕，产生生理性疲劳，通过习服脱敏可能更有效，直到患者对视觉刺激的敏感性消失。因此，应根据前庭行为心理疾病患者的症状和功能障碍制订个体化的VRT方法。

VRT包括步态和平衡训练、习服练习、凝视稳定练习及双重任务练习等，已证实其可改善前庭行为心理疾病患者的功能稳定性、姿势稳定性和症状。

1. 步态训练　大多数转到门诊物理治疗的前庭行为心理疾病患者能自行走动，带有或不带有辅助设备，或即将能够自行走动。老年患者行走困难会导致功能下降、丧失独立行动能力和跌倒；因此，步态训练是康复治疗极为重要的组成部分。步态训练先从平整地面开始训练，使用设备或不使用设备，症状改善后再在不平整的地面训练。在步行训练过程中要求患者做以下动作，如转动头部、跨过和绕过障碍物、改变步行速度、步行启动和停止、后退行走和闭眼行走。通过训练帮助患者将步态转化为一种更安全、更有效的功能性模式。患者可将行走作为家庭练习的一部分，并每天行走一定时间以改善耐力、力量，提高总体治愈信心。

2. 平衡训练　前庭行为心理疾病患者，平衡功能异常是最显著的症状之一。根据结果衡量指标，多数前庭行为心理疾病患者有跌倒风险，因对行走审慎而减少活动。跌倒是运动反应变慢、感觉输入受损和体力下降综合作用的结果。跌倒的发生率随年龄增长而上升。在社区内年龄超过65岁的人群中，跌倒发生率为28%～35%；而年龄超过75岁的人群中，跌倒发生率增加到42%～49%。

感觉统合异常导致平衡缺陷，常见于轻度认知功能减退、小脑共济失调和周围神经病变的患者。为保持姿势稳定，大脑必须快速处理视觉系统、躯体感觉系统和前庭系统输入的信息。一旦这些感觉系统中的一个或更多功能失调，不平衡和跌倒的发生率就会增加。因此，前庭行为心理疾病患者的治疗干预方案中应包括用来改善上述三个感觉系统整合的平衡训练。

平衡训练应集中于通过参与、减少或移除视觉输入来增加前庭系统的使用（如注视移动的物体，灯光昏暗，或闭眼）和减少体感输入（如在泡沫表面训练）。这种干预不仅迫使机体使用其余的躯体感觉输入，而且帮助前庭行为心理疾病患者更有效地使用前庭和视觉输入。

3. 习服练习 许多人在自我运动中感到头晕和不平衡，而另一些人在刺激（视觉）环境中感到不适、不平衡和迷失方向，通常被描述为视觉前庭不匹配，视觉眩晕，或空间和运动不适感。无论是自身还是环境刺激所导致新发病或运动敏感性恶化的患者，均能很好地适应习服练习。由于反复暴露于刺激阈值上，中枢神经系统习惯了提高运动阈值。最初，症状的强度可能随着这些练习而增加，但随着时间的推移则会减低。由于神经系统受累所导致的动眼神经损伤的患者和偏头痛患者经常体验运动敏感性。

评估量表包括运动敏感度指数（MSQ）、眩晕障碍量表（DHI）、视觉眩晕模拟量表（VVAS）（表6-4-1）。这些评估有助于确定家庭锻炼的适当方法。情景眩晕问卷（SVQ）和VVAS包括步行穿过超市、看电影、在有图案的地板上行走、在自动扶梯上行走等项目。

每次训练为轻至中等强度。根据自身的症状程度确定重复次数，反应持续时间不超过30s，在15～20min内完成所有的练习，如果出现头痛或恶心，则应修改方案。

视觉性眩晕的习服练习包括在特定时间内给予短暂视觉刺激（如1min的视频刺激），以引起轻微的刺激症状。间歇后，循环几次刺激。患者也从观看小屏幕（小视野）开始，之后逐渐变为大屏幕（大视野）。视动刺激有益于视觉性眩晕的康复，但需循序渐进。干预措施包括设备辅助的康复方法和非设备辅助两大类。前者包括：

（1）动态姿势描记（CDP），通过逐渐改变环绕运动的参数实现。

（2）虚拟现实系统如模拟超市视觉刺激模式，模拟超市是通过在超市的过道里寻找特定物品来完成的。或者模拟隧道和全景图观看虚拟场景，可同时在动态平衡台上测量患者的姿势摇摆情况。后者可选择包括晃动的方格、旋转的雨伞、移动条纹或桌子上移动的桌布和一些动作视频等。

VM患者可能对自我运动和环境的运动都很敏感。患者康复训练开始时缓慢起步，这样可以耐受运动引起的不适。患者可以忍受的为最初在室外走很短的距离或头部缓慢运动的平衡训练。VM发作时不应该进行习服练习，除了治疗偏头痛和减轻压力的医学管理外，习服练习对于VM的头动敏感的治疗是必不可少的。

习服练习最有效的方法是，在全面完善的评估后，制订个性化的治疗方案，指导患者进行科学的康复。经过 2 周的康复训练，视觉性眩晕与头动症状的敏感性和持续时间都将改善，一般可维系半年的时间。

4. 凝视稳定练习 前庭行为心理疾病患者的康复治疗中加入前庭凝视稳定性训练是有益的。凝视稳定性的康复方法，可以参照《实用眩晕诊疗手册》（第 3 版，吴子明等，2022）有关章节。

5. 双重任务练习 根据前庭康复富集作用的原理，前庭行为心理疾病患者可行双重任务练习。将认知双重任务添加到特定的平衡和步态练习中。例如，当患者在平坦的路上行走或头部在垂直方向小幅度摇摆时进行一个思维任务。这个思维任务可以从简单的开始，如倒数 5 个数字，然后再进行相对困难的，如倒数 10 个数字、列举某些花名或者姓名。

6. 康复训练融入日常活动 治疗干预的主要目的是帮助患者恢复其喜欢的活动，可将特定的兴趣纳入治疗计划，如打高尔夫球。舞蹈、水上运动、平板支撑、太极、瑜伽等也被证明不仅能提高平衡能力和力量，还能激发个人训练的积极性。

前庭行为心理疾病的诊疗是前庭医学面临的挑战，因为患者功能障碍表现多样，症状往往较为复杂，临床识别、干预都有很多障碍。这些患者可以通过康复治疗取得良好的疗效，但在开始治疗前必须对病史进行完整的评估，用量表评估跌倒风险、平衡信心和眩晕症状。治疗计划应包括安全的但具有一定挑战性的日常家庭训练计划。有前庭行为心理疾病的慢性头晕患者可进行前庭康复治疗和认知行为治疗，理论上，认知行为治疗可解决维持前庭症状和行为共病的思维模式，而前庭康复治疗可减少躯体症状。单独使用前庭康复治疗也可以有效治疗前庭行为疾病引起的慢性头晕，作用机制可能更多的是行为脱敏，而非前庭代偿。临床医生也要鼓励前庭行为心理疾病患者积极参与体育、娱乐等活动，以帮助患者尽早恢复正常社会生活。

参 考 文 献

陆林，2018. 沈渔邨精神病学. 6 版. 北京：人民卫生出版社.

索利敏，赵长青，吴子明，2021. 基层医院前庭康复现状及思考. 中国耳鼻咽喉颅底外科杂志，27（3）：3.

吴子明，刘博，2022. 实用眩晕诊疗手册. 3版. 北京：科学出版社.

吴子明，刘博，韩军良，2022. 临床前庭医学. 北京：人民卫生出版社.

吴子明，任丽丽，张素珍，2022. 前庭康复的原理、步骤、原则与监测. 中华耳鼻咽喉头颈外科杂志，57（3）：5.

吴子明，张素珍，王尔贵，2018. 中国前庭康复现状与前庭康复继续教育. 中国耳鼻咽喉颅底外科杂志，24（6）：505-508.

Brandt T, Dieterich M, Strupp M, 2013. Vertigo and dizziness common complaints. 2nd ed. London: Springer.

Chabbert C, 2016. Principles of vestibular pharmacotherapy. Handb Clin Neurol, 137: 207-218.

Clemente Fuentes RW, Bucaj M, Wonnum SJW, 2021. Functional neurological disorder: a practical guide to an elusive Dx. J Fam Pract, 70（2）: 69-79.

Cock HR, Edwards MJ, 2018. Functional neurological disorders: acute presentations and management. Clin Med（Lond）, 18（5）: 414-417.

Gilmour GS, Nielsen G, Teodoro T, et al, 2020. Management of functional neurological disorder. J Neurol, 267（7）: 2164-2172.

Hall CD, Herdman SJ, Whitney SL, et al, 2022. Vestibular rehabilitation for peripheral vestibular hypofunction: an updated clinical practice guideline from the Academy of Neurologic Physical Therapy of the American Physical Therapy Association. J Neurol Phys Ther, 46（2）: 118-177.

Honaker JA, Gilbert JM, Staab JP, 2010. Chronic subjective dizziness versus conversion disorder: discussion of clinical findings and rehabilitation. Am J Audiol, 19（1）: 3-8.

Huppert D, Strupp M, Mückter H, et al, 2011. Which medication do I need to manage dizzy patients? Acta Oto-Laryngol, 131（3）: 228-241.

Lacour M, Sterkers O, 2001. Histamine and betahistine in the treatment of vertigo: elucidation of mechanisms of action. CNS Drugs, 15（11）: 853-870.

Lidstone SC, Araújo R, Stone J, et al, 2020. Ten myths about functional neurological disorder. Eur J Neurol, 27（11）: e62-e64.

Lindner M, Gosewisch A, Eilles E, et al, 2019. *Ginkgo biloba* extract EGb 761 improves vestibular compensation and modulates cerebral vestibular networks in the rat. Front Neurol, 10: 147.

Meli A, Zimatore G, Badaracco C, et al, 2007. Effects of vestibular rehabilitation therapy on emotional aspects in chronic vestibular patients. J Psychosom Res, 63（2）: 185-190.

Soto E, Vega R, 2010. Neuropharmacology of vestibular system disorders. Curr Neuropharmacol, 8 (1): 26-40.

Staab JP, 2011. Behavioral aspects of vestibular rehabilitation. Neuro Rehabilitation, 29 (2) : 179-183.

Stone J, 2016. Functional neurological disorders: the neurological assessment as treatment. Pract Neurol, 16 (1): 7-17.

Stone J, Burton C, Carson A, 2020. Recognising and explaining functional neurological disorder. BMJ, 371: m3745.